MARTINA CARABETTA

ALLATTAMENTO E COCCOLE

Dalla Giusta Posizione all'Alimentazione della Mamma, Scopri come Risolvere i Problemi e Allattare con Serenità

Titolo

"ALLATTAMENTO E COCCOLE"

Autore

Martina Carabetta

Editore

Bruno Editore

Sito internet

http://www.brunoeditore.it

Sommario

Introduzione

Lo confesso, sono sempre stata quello che si definisce una secchiona e una lettrice ossessivo-compulsiva. Ti lascio immaginare quindi come mi sono preparata al compito di futuro genitore, e in particolare a quello di allattare e accudire un neonato. Per prima cosa ho fatto un piccolo sondaggio familiare presso mia madre e le mie zie, per verificare se loro avessero allattato, dato che avevo un'idea vaga che la faccenda fosse più o meno genetica. Rassicurata da frasi generiche del tipo "sì, certo che vi ho allattato" ho cercato di fare molto diligentemente tutto quello che su libri e riviste era descritto come necessario per prepararsi ad allattare. Pensa quindi il mio sconcerto quando, nato finalmente il mio frugoletto, la questione sembrò tutt'altro che semplice, e in pochi giorni ero già alle prese con aggiunte, figlio che strillava al seno, diagnosi di poco latte, parenti sconsolati che mi dicevano di lasciar perdere che tanto si cresce bene pure con la formula, e via dicendo. Ma io con quel biberon proprio non mi ci trovavo. Come mai tutte quelle difficoltà? Non mi ero preparata a dovere?

Sono entrata così, soffrendo e penando sulla mia pelle, in questo mondo. Dopo aver scoperto un universo a me totalmente sconosciuto, ne sono rimasta invischiata tanto da farne l'interesse principale della mia vita, anche professionale.

Così, quando oggi incontro una mamma nel mio ambulatorio per l'allattamento, spesso mi rivedo in lei, e capisco bene come si sente, cosa prova e perché. Oggi però so anche che posso fare qualcosa per evitare (nella migliore delle ipotesi) o per risolvere le difficoltà che sta incontrando.

Questo manuale nasce con questo scopo, quello di dare a te mamma, degli elementi di base per affrontare l'allattamento con aspettative realistiche e informazioni corrette. Non pretendo nemmeno lontanamente di essere esaustiva. Gli studi sull'allattamento sono estremamente recenti e soggetti a continuo aggiornamento. Quanto leggerai, riflette quello che ci dicono oggi la scienza e l'esperienza degli operatori come me che si occupano di counseling (consulenza) in allattamento. Probabilmente tra dieci anni alcune delle informazioni qui indicate saranno superate.

Vorrei però offrirti un panorama di quello che può essere essenziale per prepararti serenamente e al meglio, nonché, spero, per partire col piede giusto ed evitare le difficoltà più comuni che oggi incontrano le mamme e i bambini.

Premessa importante: non vogliamo creare sensi di colpa!
Alcuni presunti sostenitori dell'allattamento dicono che va bene parlare di allattamento, ma è meglio non insistere troppo, in quanto il rischio è di far sentire in colpa le mamme che non allattano. Spesso quindi non danno tutte le informazioni con chiarezza o semmai le accompagnano con quelle sul latte artificiale, per una sorta di "par condicio".

In realtà, ogni vero sostenitore dell'allattamento, se competente e capace, non si sognerebbe mai di far sentire in colpa anche una sola mamma, perché sa perfettamente che la colpa dei fallimenti in allattamento **non** è certo della donna. Questo ebook quindi non vuole far sentire in colpa alcuna mamma. Non esistono mamme di serie A e mamme di serie B. Ogni mamma fa il meglio che può per il suo bambino, in quel momento e con quello che le è stato messo a disposizione.

Se poi dopo aver letto, esserti informata e documentata, sei arrivata alla conclusione che allattare non fa per te, hai fatto una **scelta informata**, e io non sono qui per questionare sulle tue scelte. Penso che ognuno di noi diventi genitore con un suo vissuto e in un certo momento della sua vita, e faccia i conti con un individuo unico e irripetibile: suo figlio; da tutto ciò e da molto altro ancora nascono le tue scelte, piccole o grandi che siano. Chi sono io per giudicarle? Sul senso di colpa ti suggerisco di leggere questo interessantissimo articolo del Dr. Jack Newman: http://www.allattiamo.it/jncolpa.htm.

Sarai tu a decidere come utilizzare questo testo e in ogni caso sarò contenta di aver contribuito alla tua scelta consapevole. In queste pagine non troverai informazioni sull'alimentazione artificiale. Quelle le potrai trovare ovunque, dalle scatole dei latti di formula ai molti siti commerciali.

In fondo al libro in appendice troverai una **raccolta bibliografica minima** di ricerche e studi recenti divisi per argomento, per chi è interessato ad approfondire le basi di evidenza scientifica dei temi che ho affrontato.

CAPITOLO 1:

Cos'è l'allattamento e perché allattare

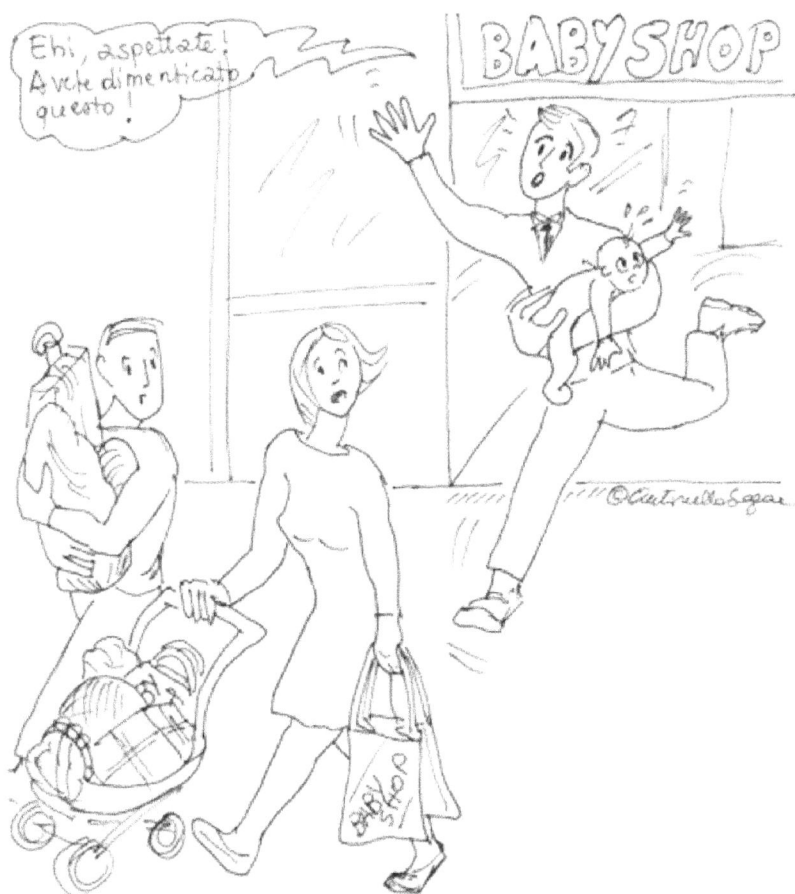

Perché un manuale pratico inizia dalla teoria?

Insomma, hai comprato un ebook per sapere **cosa fare** e il primo capitolo inizia con la teoria invece che con la pratica! Come mai? Oggi si parla parecchio di allattamento (molto di più di quando ho partorito io sicuramente), eppure il mio punto di vista come operatore del settore è che c'è ancora tantissimo lavoro da fare.

Quando chiedo per esempio alle coppie al corso di accompagnamento alla nascita cos'è l'allattamento e perché è importante allattare, sicuramente mi citano le cose che più o meno tutti sanno (il latte materno contiene anticorpi, è digeribile, è importante per la relazione madre-bambino ecc.), ma di solito anche un sacco di pregiudizi e miti.

Quello che leggo o sento sempre più spesso negli ultimissimi anni, è un insieme di informazioni più o meno giuste, o un po' diverse da quelle di quindici o venti anni fa, mescolate però ancora a vecchissimi preconcetti o miti, magari ben confezionati in linguaggio *scientifichese*. In questo modo diventa molto difficile, per chi è inesperto del settore, distinguere cosa è corretto e cosa no, e fare i passi giusti per far funzionare bene l'allattamento.

La gestione del percorso nascita, che ha un impatto cruciale sulla buona partenza dell'allattamento, lascia ancora molto a desiderare in molti ospedali. Ancora oggi può non essere facile trovare un ospedale vicino casa che offra il *rooming-in* 24 ore su 24 insieme al sostegno alla puerpera cui dovrebbe essere associato (approfondiremo questi aspetti nel capitolo 2 e 3).

Aggiungiamo poi che l'arrivo di un bambino fa sorgere in molte persone (anche se non hanno figli o fanno un lavoro che non ha niente a che fare con genitori e bambini) l'impellente bisogno di prodigarsi in preziose perle di saggezza non richieste.

Ecco così che il neogenitore si trova sommerso da informazioni e consigli proposti sia da chi dovrebbe saperne di più perché lavora nel settore, sia da chiunque altro (amici, parenti, vicini, colleghi). Si sente pesare addosso l'inesperienza, ed è probabilmente stato invischiato in un processo di **medicalizzazione della nascita** che ha enfatizzato i rischi, piuttosto che mettere in luce la normalità di un neonato.

Così i futuri papà e mamme arrivano alla nascita del loro bambino pensando di non essere in grado di accudirlo senza affidarsi a mille esperti, veri o presunti, senza usare la propria testa e il buonsenso, senza il coraggio di fare domande, di chiedere di più se ne sentono il bisogno, senza sapere così che, in quello che è stato detto loro, spesso c'è poco di scientificamente valido e di veramente utile.

Quello che pertanto emerge oggi è che c'è ancora tanto lavoro da fare per:

- cancellare le informazioni sbagliate, ed evitare quindi che i neogenitori vengano fuorviati;
- ristabilire l'allattamento come *norma*, cioè come pratica che normalmente gli esseri umani fanno e hanno sempre fatto;
- dare informazioni corrette e semplici per la gestione quotidiana dell'allattamento e la risoluzione dei problemi.

Nonostante questo libro – e le informazioni di base sull'allattamento che acquisirai – potresti incontrare lo stesso qualche difficoltà, o essere assalita da una valanga di dubbi, soprattutto col tuo primo figlio. In generale, è umano e comprensibile che ci sia un po' di preoccupazione, perché vorresti non fare errori ed essere un buon genitore per i tuoi bambini. La sana e naturale apprensione dovuta alla novità del compito, purtroppo, aumenta in molti papà e mamme nel caso in cui vengano sommersi da informazioni e consigli totalmente divergenti, per non parlare delle storie dell'orrore su complicazioni inenarrabili, problemi insanabili, storie di Tizia o Caia che **"sapessi cosa le è successo"** e via dicendo. Sono perciò rassegnata al fatto che molte delle cose che ti dirò siano il contrario di quello che sentirai da decine di persone diverse.

A mio parere, inoltre, è importante sapere **cosa veramente è l'allattamento** per potersi poi dedicare alla ricerca del tesoro perduto, cioè l'allattamento come lo conosco io, quell'esperienza piacevole, serena e gratificante che credo profondamente tutti voi vi meritiate.

Se hai comprato questo ebook perché sei già nel caos, sappi che nessuno meglio di me può comprenderti (come avrai appreso nell'introduzione) e questo testo fa anche al caso tuo. Spero così di poterti dare una mano concreta a risolvere qualche pasticcio. Dando per scontato che ti potresti ritrovare a fare i conti, come minimo, con indicazioni contrastanti, o con dubbi e problemi da risolvere, credo che se saprai perché allattare, allora avrai la consapevolezza anche del **perché ne vale la pena** e perché merita darsi tanto da fare per questo benedetto allattamento. Drammaticamente invece oggigiorno molte mamme gettano la spugna perché non sanno che si può fare e come.

Mammifero sarà lei!

Ebbene sì, grazie al fatto che abbiamo il seno, siamo mammiferi. In effetti il modo in cui nutriamo i nostri cuccioli ha dato persino il nome alla classe di cui facciamo parte. Sul nostro pianeta vivono circa 4.000 specie di mammiferi: tutte hanno come caratteristica quella di allattare i loro cuccioli alla nascita e per un lasso di tempo variabile, che dipende dal loro grado di maturazione quando nascono, e dalle loro peculiarità e necessità di crescita e sviluppo, che a loro volta hanno origine da come si sono evolute e dall'ambiente in cui vivono. Si dice quindi che il latte materno e il modo di allattare sono **specie-specifici**, cioè tipici e perfettamente modellati dall'evoluzione secondo le caratteristiche di quella particolare specie.

Da quando i mammiferi hanno iniziato la loro evoluzione sulla Terra, circa 290-250 milioni di anni fa, molto prima della scomparsa dei dinosauri, la Natura ha iniziato a sperimentare e ha poi perfezionato l'allattamento, prima come protezione e poi come fonte di sopravvivenza per i cuccioli. Allattare è quindi **necessario** per la sopravvivenza dei cuccioli e di conseguenza delle specie.

Anche per noi esseri umani l'allattamento è stato per i nostri piccoli la fonte unica e perfetta di cibo (e non solo, come vedremo) per buona parte della nostra storia, in quanto i suoi sostituti sono nati in epoca moderna, età recentissima (poco più di cento anni per la formula) rispetto alle centinaia di milioni di anni che l'hanno preceduta.

Se quindi vediamo l'allattamento in una prospettiva così ampia, possiamo iniziare a farci delle domande. Per esempio: come mai oggigiorno allattare sembra diventato così complicato? È corretto pensare all'allattamento come a un'opzione tra varie possibilità più o meno equivalenti? È possibile che addirittura quattro donne su cinque non arrivino ad allattare per più di sei mesi (dati ISTAT

2005)? Cosa ne sarebbe stato della specie umana centomila anni fa se l'allattamento fosse stato davvero un evento così casuale, incerto e fragile? Come allattavano le donne italiane prima del secondo dopoguerra? Come allatta oggi un qualsiasi altro mammifero? Che cosa avremmo fatto se non avessimo avuto a disposizione l'acqua potabile, il gas in casa, i sostituti del latte materno?

PUNTO CHIAVE n. 1: sei un mammifero. Il seno sta lì per allattare. Nella *stragrande* maggioranza delle persone, funziona benissimo.

Il fatto è che allattare è una **funzione fisiologica,** né più né meno che respirare o camminare. Tutte le funzioni del nostro corpo – allattamento compreso – si sono ben perfezionate in milioni di anni di evoluzione, e funzionano egregiamente anche in situazioni estreme (altrimenti la specie non sarebbe in grado di affrontare momenti difficili e potrebbe autoconservarsi solo in tempi di rara e fortunata prosperità). Quindi io do abbastanza per scontato che le mammelle di una donna funzionino piuttosto bene, perlomeno potenzialmente, come i polmoni o le gambe, e che se per caso si ammala, possa curarsi (come accade per una polmonite, per esempio). Come tutti gli altri organi del corpo, anche il seno può funzionare in modo ottimale oppure no, come accade per chi fa una vita troppo sedentaria e poi di punto in bianco cerca di scalare una montagna. Tornerò ampiamente su questo aspetto nel capitolo 2.

Tutti gli organi del corpo poi hanno un'ampia capacità di adattarsi e proporzionare il loro lavoro in base alla circostanza da affrontare. È importante che anche il seno, l'organo deputato alla sopravvivenza e alla crescita dei cuccioli, abbia la stessa efficienza e funzioni con questo largo margine di adattabilità: una donna con due gemelli ha sempre due mammelle; un bambino che ha uno scatto di crescita deve pur soddisfarlo; una donna, che viva in Burundi oppure in Italia, ha sempre la stessa necessità di produrre latte, anche se mangia e beve in modo molto diverso. Se riflettiamo su quante situazioni diverse l'essere umano ha incontrato nei millenni, e incontra tutt'oggi, a tutte le latitudini, climi e in tutte le possibili condizioni alimentari, igieniche, sociali ed economiche, ci rendiamo conto di quanto, evidentemente, l'allattamento nei millenni è stato sempre **estremamente** adattabile.

D'altro canto, basta provare a guardare fuori dal nostro angolo di mondo: oggi, nel XXI secolo, buona parte dell'umanità ancora non ha i privilegi che abbiamo noi. Finché non arriviamo noi occidentali, in tutti i Paesi non industrializzati le donne allattano senza porsi problemi. E l'allattamento funziona. Semplicemente, funziona.

Se riusciamo quindi a pensare all'allattamento come a una delle tante cose che fa normalmente il nostro corpo, cominciamo a renderci conto quanto sia assurdo pensare che sia l'unica funzione che, per motivi non ben comprensibili, operi a singhiozzo, solo in particolari condizioni ideali, da manuale, e che all'improvviso, senza motivo, possa smettere di funzionare.

Proviamo a pensare a come viene descritto spesso l'allattamento: una delle frasi più comuni che si sente dire una donna incinta è "speriamo che tu abbia latte". Ovvero: il latte è una cosa che a volte viene e a volte no, c'è chi è baciata dalla fortuna e chi non lo è, e c'è solo da aspettare e sperare. Se così davvero fosse, sarebbe un controsenso biologico, oltre che una situazione unica in Natura: cosa avrebbero fatto le donne in età preistorica, se il latte non fosse arrivato o fosse sparito all'improvviso senza spiegazioni?

Come avrebbero potuto alimentare i loro bambini, senza sostituti adeguati e magari neanche acqua calda potabile e facilmente reperibile? Cosa sarebbe successo se un giorno un bambino avesse avuto più fame o più sete o qualsiasi altra necessità di poppare di più? E se quella mamma preistorica avesse avuto due gemelli? Se l'essere umano non si è estinto migliaia di anni fa, è anche grazie al fatto che l'allattamento è un processo estremamente efficiente, efficace, affidabile e perfetto per la specie. Ti chiedo scusa se ti sembro ripetitiva, ma credimi, senza rendercene conto quotidianamente pensiamo all'allattamento in tutt'altro modo (difficile, fragile, imprevedibile...), e le mamme e i bimbi ne pagano le conseguenze. Ne parlerò ancora nel capitolo 2.

Cos'è l'allattamento

«Se si rendesse disponibile un nuovo vaccino che prevenisse un milione o più di morti infantili all'anno, e che fosse oltretutto poco costoso, sicuro, somministrabile per bocca, e non richiedesse la catena del freddo, diventerebbe immediatamente un imperativo di salute pubblica... L'allattamento al seno può fare questo ed altro, ma richiede una sua "catena calda" di sostegno – cioè assistenza competente alle madri perché possano avere fiducia in se stesse e per mostrare loro cosa fare – e protezione da pratiche dannose. Se questa catena calda si è persa nella nostra cultura, o ha dei difetti, è giunto il momento di farla funzionare». (J. Dobbing, *A warm chain for breastfeeding* – Una catena calda per l'allattamento al seno, Lancet, 1994, n. 344, p. 1239-41).

L'allattamento è la **naturale prosecuzione** della gravidanza e del parto. Fisiologicamente, sia la madre che il bambino, dopo la nascita, si aspettano di allattare. Sia che tu ci stia già pensando o meno, già nelle prime settimane di gravidanza il tuo corpo inizia a lavorare e a prepararsi a questo compito. Per molte donne i cambiamenti nel seno anticipano di molto altri segnali di gravidanza come quello molto più evidente: la pancia.

PUNTO CHIAVE n. 2: allattare è la naturale prosecuzione della gravidanza e del parto.

Quando pensiamo a come **dar da mangiare** ai neonati, o ai bimbi molto piccoli, chiaramente pensiamo subito all'allattamento. Eppure, se consideriamo allattare in questi termini, lo stiamo inquadrando in modo non corretto. **Allattare non è dar da mangiare a un bambino.**

Allattare è un **sistema interattivo biologico e relazionale**, che offre al bambino, dal momento della nascita, tutto ciò che gli serve per svilupparsi al pieno delle sue potenzialità, potenzialità insite non solo nel suo DNA, ma anche nella relazione che svilupperà con le persone che lo circondano e col suo ambiente, e grazie alle caratteristiche della sua specie. Ti spiegherò meglio nei paragrafi successivi questo concetto. Allattare presenta due aspetti fondamentali: uno è naturalmente insito nel latte materno, l'altro è nell'atto stesso dell'allattamento.

Certo allattando diamo da mangiare e da bere, ma facciamo anche decine di altre cose diverse, tutte altrettanto importanti per il bambino. «Il bambino appena nato ha solo bisogno di tre cose: il calore tra le braccia della madre, il nutrimento dal suo seno e la sicurezza nella consapevolezza della sua presenza. L'allattamento al seno soddisfa tutte e tre queste sue necessità». (Grantly Dick-Read, *Rivelazioni sul parto*, Idelson Gnocchi, Napoli, 1951).

Dato che considero allattare molto più che dare da mangiare, ti propongo di usare alcuni termini che indicheranno più precisamente la differenza tra allattare e non allattare. Quindi quando parlo di allattare e allattamento, intendo descrivere esclusivamente l'**allattamento materno al seno**. Se invece voglio parlare di dare un biberon con qualcosa dentro, si tratta prevalentemente di dare cibo e quindi parlerò di **alimentazione**, per esempio alimentazione artificiale, o alimentazione con formula. Il termine *formula* indica i sostituti del latte materno, ed è un termine molto più preciso di latte artificiale. Usare i due diversi termini **allattamento** (al seno) e **alimentazione** (artificiale) aiuta a capire la differenza profonda che esiste tra le due azioni.

PUNTO CHIAVE n. 3: allattare non è solo un modo per dar da mangiare ai bambini. Allattare è molto di più, e nutrire in senso stretto è solo una piccola parte di questa pratica.

L'incredibile latte materno

Quando allattiamo un bambino, certo gli diamo anche da mangiare, ma non solo quello. Per esempio gli diamo anche da bere. Gli offriamo poi una quantità e varietà incredibile di fattori non alimentari ma fondamentali per la sua corretta crescita. È molto di più che un **alimento**, e ha caratteristiche stupefacenti.

Vorrei darti quindi alcune notizie assolutamente non esaustive, altrimenti dovrei scrivere qualche migliaio di pagine, su cosa c'è nel latte materno, o meglio nel latte della mamma del cucciolo di Homo sapiens, giusto per accennare quanto meraviglioso esso sia.

Il latte materno è un liquido vivo, che contiene tutto quello che serve al neonato umano. Il piccolo di uomo nasce con un notevole grado di immaturità a tutti i livelli (paragonato per esempio ai vitellini, le caprette, o molti altri mammiferi), e ha bisogno di un sistema che gli permetta di sviluppare al meglio tutte le potenzialità che alla nascita sono ancora estremamente immature. L'aspetto del latte materno umano è piuttosto diverso dal latte che probabilmente tutti noi conosciamo di più, cioè quello vaccino pastorizzato. È molto più trasparente e quasi tendente al bluastro.

Se lasciamo del latte materno per un po' di tempo in un contenitore, vediamo che la parte grassa si separa ed essendo più leggera sale in alto, lasciando sotto una parte molto acquosa e trasparente. Questo succede a tutti i latti freschi, compreso quello della mucca, se non è pastorizzato e omogeneizzato. Molte mamme si preoccupano dell'aspetto del proprio latte, pensano che sia **leggero**, perché è diverso dal latte che bevono la mattina: ma quello è latte pastorizzato di mucca!

Ho già accennato che il latte viene definito **specie-specifico** proprio perché ad ogni specie corrisponde un tipo di latte diverso. Si parla, inoltre, di latte **individuo-specifico** perché, come vedremo meglio avanti, nell'allattamento il latte offre delle variazioni di composizione che rispecchiano la gestione e le necessità di ogni singolo bambino.

Nel caso di parto pretermine questa caratteristica appare estremamente evidente in quanto il latte materno ha una diversa composizione, per adattarsi ancor meglio alle necessità speciali di un bambino prematuro.

Perché il latte umano è diverso da quello di mucca?
Ogni specie animale ha sue caratteristiche particolari. Il latte materno è stato perfezionato dalla Natura nell'arco di milioni di anni per offrire a quel cucciolo le sostanze più idonee per il suo sviluppo.

Per esempio il latte di mucca, come quello di cavalla, pecora, e in generale di tutti gli animali i cui cuccioli iniziano a camminare immediatamente dopo la nascita, contiene molte più proteine del latte umano. L'essere umano non ha bisogno di così tante proteine, perché cresce meno rapidamente e inizia a muoversi e soprattutto camminare molto più tardi (mediamente un anno contro i pochi minuti di un vitellino!). Troppe proteine che non servono creano danni all'organismo.

Spesso sento dire che il latte di capra o cavalla sia più simile al latte umano (rispetto a cosa poi? Il latte di capra contiene **tre volte** le proteine del latte umano, per esempio), per cui si propongono tali latti non adattati anche ai neonati. In realtà il latte di questi animali non è più simile al nostro di quanto i loro cuccioli siano simili ai nostri, quindi non date **mai** latti non adattati prima del primo compleanno del bambino! Le necessità di un vitellino, capretto o puledrino sono completamente diverse dalle nostre.

Solo per fare un esempio, alcuni elementi proteici (amminoacidi) di cui il nostro latte è ricchissimo, come la taurina, sono assenti in altri tipi di latte. L'amminoacido principale nel latte di mucca, la metionina, è diverso da quello umano, la cisteina, perché i bambini non sono ancora in grado di metabolizzare la metionina per via dell'immaturità fisiologica del fegato di tutti i cuccioli umani.

Pochi anni fa si è scoperto che la taurina è importante nello sviluppo del sistema nervoso e il latte materno non casualmente ne è ricco, mentre gli altri latti non ne contengono. Così da quel momento i latti adattati in formula sono stati adeguati, e si è iniziato ad aggiungervi taurina.

L'essere umano ha un tale grado di immaturità alla nascita, che si può definire un piccolo prematuro anche se nasce a 42 settimane. Una volta uscito dall'utero, deve ancora completare una buona parte dello sviluppo che la maggior parte degli altri mammiferi fa dentro la pancia della sua mamma, per cui spesso si parla di **endogestazione** (gestazione interna) ed **esogestazione**, per intendere il lasso di tempo in cui anche se il bambino è fuori dall'utero, in realtà ha ancora bisogno di una serie di condizioni simili a quelle della vita intrauterina.

Semplificando al massimo (non me ne voglia chi lavora in questo campo!), questo è il mezzo con il quale la Natura ha risolto il problema di dover far passare il cranio di un neonato umano, con la sua grande circonferenza cresciuta durante l'evoluzione del cervello della nostra specie, nel passaggio pelvico che invece si è ridotto quando abbiamo imparato a camminare eretti su due gambe.

Il latte umano ha quindi qualità peculiari che soddisfano le necessità dei nostri piccoli cuccioli immaturi, sfrattati dall'utero anzitempo. Per soddisfare le necessità di crescita del nostro speciale supercervello, il latte materno contiene più zuccheri di qualsiasi altro latte, e molti grassi. In particolare contiene dei grassi particolari a catena lunga, i cosiddetti LC-PuFA (acidi grassi polinsaturi a catena lunga), fondamentali per lo sviluppo neurocognitivo.

Nessun altro animale oltre all'essere umano ha necessità così speciali per il suo cervello, e anche i nostri più vicini parenti, i grandi primati, hanno uno sviluppo cerebrale inferiore al nostro. Questi sono quindi solo alcuni esempi per farti capire che **non è possibile dire di alcun latte animale "il più simile al tuo latte".**

PUNTO CHIAVE n. 4: come il latte della tua mamma non ce n'è nessuno, che tu sia un bambino o una capretta. Ogni specie ha il suo specifico tipo di latte.

Permettimi di sottolineare ancora che quando si parla di allattamento, stiamo parlando di un sistema biologico e relazionale complesso a 360 gradi che è molto di più che "dare cibo". Così come la mamma, non dà al bambino nel suo utero solo nutrienti, ma anche difese, interazioni complesse a livello biochimico, ormonale, sensitivo, relazionale per aiutare il suo sviluppo, contenimento e calore, allo stesso modo fa l'allattamento dopo che il bambino è nato. Pertanto, questa fase va considerata come un proseguimento della gestazione, fatto fra le braccia della mamma invece che in utero.

Se guardiamo ancora un attimo alla composizione del latte materno, questo concetto appare ulteriormente evidente. La funzione alimentare nel latte umano sorprendentemente non è la principale, proprio perché il bambino **ha bisogno di qualcosa che è più importante del nutrimento**. Parlando in termini meramente quantitativi, la componente più considerevole del nostro latte è in effetti quella **protettiva**, più che quella alimentare. Questo perché come abbiamo già detto il piccolo essere umano ha bisogno di un aiuto speciale fuori dall'utero in quanto molti dei suoi sistemi fisiologici ancora non sono ben sviluppati, compreso quello immunitario. I meccanismi attraverso i quali l'allattamento (e quindi non solo il latte in sé) protegge il bambino sono straordinari, molto più complessi della semplice fornitura di anticorpi, e sono ancora oggetto di studio.

La protezione offerta dall'allattamento è sia **attiva** che **passiva**. La mamma ha già nel suo bagaglio immunitario degli anticorpi per via delle malattie che ha incontrato nel passato. Inoltre, se compare un nuovo germe che attacca mamma e bambino, il sistema immunitario della mamma lo isola e inizia subito a lavorare per fabbricare un nuovo anticorpo, con maggiore velocità e competenza del neonato sistema immunitario del lattante, quindi lo invia subito attraverso il seno in modo da dare immediatamente i primi rinforzi protettivi al piccolo. Spesso i genitori si accorgono di questo fenomeno perché tutta la famiglia si ammala, mentre il bambino allattato non si ammala affatto o lo fa in modo meno severo.

Dicevo però che esiste anche una protezione **attiva**. Cosa si intende per protezione attiva? Semplificando al massimo, alcune cellule del sistema immunitario della mamma passano nel latte e dialogano, per così dire, col sistema immunitario del bambino, insegnandogli a funzionare. Il sistema immunitario del piccolo allattato quindi impara più in fretta a reagire agli attacchi dei germi rispetto a quello del bambino non allattato.

Cosa c'è allora nel latte materno?

Allo stato attuale delle nostre imperfette conoscenze scientifiche, sono stati trovati nel latte materno più di 400 componenti diversi, ognuno dei quali non solo ha una sua funzione, ma spesso interagisce anche con gli altri in vario modo, per cui gli elementi si complementano o si potenziano a vicenda. La scienza oggi dà per scontato che non si sappia ancora tutto sul latte materno, e che piuttosto ci sia ancora molto da scoprire sulle sue proprietà e sulle funzioni di ogni suo componente!

Ad esempio proprio nel 2011 è stato scoperto che nel latte umano sono presenti ben tre tipi diversi di cellule staminali, cioè quelle cellule ancora indifferenziate che nell'organismo hanno la capacità di diventare qualsiasi altro tipo di cellula.

Le centinaia di **componenti diverse** del latte materno possono essere suddivise in grandi gruppi a seconda della loro funzione. Le **categorie principali** sono: acqua, grassi, proteine, carboidrati (zuccheri complessi), minerali, vitamine, fattori di crescita, fattori immunitari come le immunoglobuline, lattoferrina, enzimi, ormoni, componenti bioattive, e molto altro ancora. Non è possibile dare precisamente la quantità dei singoli **ingredienti**, per così dire, come vediamo sulle scatole dei biscotti, perché il latte materno ha una composizione variabile, come vedremo meglio nel capitolo 4: esso cambia nell'arco della giornata, nell'arco della poppata, da giorno a giorno, e da bambino a bambino.

Attraverso l'allattamento la madre dà quindi al suo piccolo:

- i **nutrienti** giusti e perfetti per la sua crescita, nella forma ottimale per essere assimilati e digeriti, senza eccessi né carenze;

- **enzimi** per aiutare ancor più la digestione e l'assorbimento di tali nutrienti;

- **acqua** per dissetarlo quando ha sete;

- **fattori immunitari** per aiutare il suo sistema di difesa ancora immaturo a rispondere adeguatamente ai germi e a svilupparsi in modo fisiologico;

- **fattori di crescita specifici e differenziati** per aiutare lo sviluppo di tutti i tessuti dell'organismo (in particolare le mucose e il sistema nervoso);

- **ormoni** che servono a guidare la sua crescita e il normale sviluppo del suo sistema endocrino e nervoso;

- **sostanze tranquillanti** come le endorfine, la nostra morfina naturale, e la serotonina, l'ormone del sonno.

Il latte materno si digerisce in fretta e così spinge mamma e bambino a restare sempre insieme. I benefici dell'allattamento vanno quindi ben oltre le componenti del latte, perché garantiscono anche:

* protezione, assicurando al cucciolo umano, che ha poche capacità di difendersi da solo da qualsiasi pericolo, la vicinanza costante della mamma;
* calore, aiutandolo a mantenere a contatto con la mamma una temperatura costante di circa 36,5;
* interazione continua per stimolare il suo cervello.

Il colostro: un tesoro sconosciuto

Un paragrafo a parte merita il colostro, questo grande sconosciuto. Mi capita spesso di sentire persone che dicono che nei primi giorni dopo la nascita **il latte ancora non c'è**, c'è solo il colostro. Certo questo è vero, ma detto così sembra che sia una **carenza**, uno svantaggio. Non è così invece. Non è logico pensare infatti che la Natura abbia dimenticato le necessità del bambino appena catapultato fuori dall'utero!

Nei primi giorni di vita la mamma produce solo questo **latte speciale**, che aiuta il neonato all'adattamento alla vita extrauterina, e tra le varie cose, lo aiuta a evacuare il meconio e a prevenire o far diminuire più in fretta l'ittero. L'aspetto del colostro è diverso da quello del latte maturo: è molto più denso e il suo colore tende al giallo/arancio perché contiene molto carotene.

Il colostro è un vero tesoro di fattori protettivi in grande quantità che serve ad aiutare il neonato, appena uscito da un ambiente protetto e praticamente sterile come l'utero, mentre inizia a essere colonizzato da batteri e germi. In particolare, il colostro contiene alte percentuali di due molecole, le SIgA (IgA secretorie, un tipo di anticorpi) e i leucociti (un tipo di globuli bianchi, quindi cellule vive), che combattono attivamente i germi ai quali il neonato inizia a essere esposto subito dopo la nascita.

La digestione è un processo fisiologico estremamente impegnativo, anche per un adulto perfettamente formato. Quindi lo stomaco di un bambino nel primo giorno di vita ha la capacità di circa 5-7 ml (come il suo pugnetto o anche meno!), non è in grado di dilatarsi ulteriormente, e il colostro viene prodotto in gocce, nella massima concentrazione e in modo da evitare di sovraffaticare il suo organismo con la digestione di grandi quantità di latte. Il fatto che il latte arrivi in terza giornata è quindi un ulteriore vantaggio per il neonato, e certamente non un problema di cui preoccuparsi.

Non solo cibo: i benefici dell'allattamento

Allattare offre una serie enorme di benefici a diversi livelli, benefici che abbiamo appena iniziato a scoprire negli ultimi decenni e che non conosciamo ancora che in minima parte!

L'Organizzazione Mondiale della Sanità dice dal lontano 1989 che in quelle rare situazioni in cui il bambino non può essere allattato, le scelte successive sono nell'ordine:

- latte tirato della madre;
- latte da una donatrice o banca di latte materno;
- solo per ultimo un sostituto del latte materno (formula).

Capisci quindi che l'allattamento è tanto importante che dovrebbe essere preservato con tutti i mezzi, in quanto le alternative sono tutte inferiori, e il latte formulato arriva solo al quarto posto.

È abbastanza paradossale che oggigiorno si debba parlare dell'allattamento in questi termini. Viviamo tuttavia in un'epoca in cui la medicina deve spiegarci anche che mangiare cibi sani, camminare o passare del tempo all'aria aperta è utile e ognuno di noi dovrebbe farlo per la sua salute!

Queste argomentazioni sono state per decenni etichettate come "vantaggi dell'allattamento", ma oggi dopo un'attenta riflessione da parte di chi ha speso una vita a promuoverle, si è cambiato atteggiamento e punto di partenza: perché mai dovremmo parlare di vantaggi in qualcosa che dovrebbe essere normale e naturale?

Più che di **vantaggi** dell'allattamento, si dovrebbe parlare di **caratteristiche**, e semmai parlare poi degli svantaggi del non allattamento. Questo perché l'allattamento dovrebbe essere sempre preso come parametro normale per l'essere umano, e quindi tutto il resto è inferiore e meno adeguato.

Così do come assunto che l'allattamento sia la norma biologica per l'essere umano e i suoi cuccioli, e quindi i paragoni si fanno ponendolo come standard da cui partire, e non paragonandolo ai suoi sostituti. Allattare non è una bella utopia perfetta alla quale cerchiamo di arrivare, molto più in alto delle nostre normali possibilità, ma è invece una cosa **normalmente alla portata di tutti**.

Questo significa anche che allattare è la soluzione ordinaria e naturale e che le donne realmente impossibilitate ad allattare sono estremamente rare. Può sembrare un sofisma, ma fa invece la differenza sulla percezione di migliaia di mamme che sono indotte a pensare, dalla nostra cultura dominante e dalla pubblicità strisciante, che il latte artificiale vada bene e sia normale, come fosse sostanzialmente uguale all'allattamento materno, e che la percentuale di donne che ce la possono fare sia bassa, perché allattare è una cosa complicata o una questione di fortuna.

Effetti dell'allattamento sul bambino
La ricerca scientifica ha iniziato a studiare la differenza tra i bambini allattati e quelli non allattati solo negli ultimi decenni. In particolare molto recente è l'attenzione specifica verso i bambini allattati esclusivamente al seno nel primo semestre, cioè che prendono solo il seno della mamma senza alcun altro tipo di alternativa.

Grazie a queste ricerche si è potuto dimostrare scientificamente ciò che in modo empirico probabilmente le nostre nonne sapevano già da un bel pezzo, e cioè che grazie all'allattamento i bambini sono sani, mentre non allattando si incrementa il rischio di mortalità e morbilità (cioè di ammalarsi). Certo, in Italia, oggi un bambino non allattato di solito non rischia la sopravvivenza (evento invece ancora drammaticamente reale per un bimbo non allattato nel Terzo Mondo), ma ciò non toglie che anche in Italia il bimbo non allattato purtroppo viene privato comunque dei benefici e degli effetti positivi che l'allattamento gli può dare.

L'aspetto più recente emerso dalle ricerche riguarda il periodo in cui il bambino gode degli effetti di essere stato allattato, in quanto appare con estrema chiarezza che tali benefici si estendano **per tutta la vita!** Il fatto è che allattando noi offriamo le sole componenti di derivazione umana, nella giusta composizione, e miscelate a dovere.

Queste componenti danno un costante aiuto e guida all'organismo del piccolo, per svilupparsi al suo meglio, per cui i benefici di questa regolazione biologica si godranno per tutto il resto della vita. È un po' come se dovessimo costruire un palazzo: possiamo scegliere tanti tipi di progetti e materiali diversi, e il risultato finale, nel tempo, potrebbe essere completamente differente anche se le condizioni di partenza erano le stesse.

Ma in pratica, che differenze ci sono se un bambino viene allattato o meno? Fra i bambini non allattati ve ne sono molti di più che possono essere affetti da:

- diarrea;
- otite dell'orecchio medio (una delle patologie infantili più frequenti);
- allergie e atopia;
- infezioni respiratorie;
- tonsilliti;
- malocclusioni;
- enterocolite necrotizzante (NEC);
- SIDS (morte bianca in culla);
- difetti alla vista;
- obesità infantile (ed adulta);
- diabete di tipo I (giovanile);
- morbo di Hodgkin;
- appendicite;
- celiachia;

- meningite batterica;
- alcuni tipi di cancro infantile;
- linfomi;
- cancro al seno (nelle bambine);
- morbo di Crohn;
- meningite da emofilo;
- disturbi cardiovascolari;
- infezioni del tratto urinario;
- alcune ricerche hanno mostrato un QI inferiore in bambini non allattati;
- la risposta ai vaccini è inferiore;
- quando i bambini non allattati si ammalano, di solito l'episodio è più grave.

Naturalmente questi sono dati statistici (di cui potete trovare diversi riferimenti in bibliografia), cioè dati che emergono da numeri molto grandi di casi considerati, quindi non dimostrano che **tutti** i bambini non allattati svilupperanno una delle malattie elencate (per fortuna!), ma sappiamo che il rischio aumenta in modo significativo e non va trascurato, in particolare quando c'è una familiarità, e non dovrebbe essere dimenticato se ci chiediamo se e quanto vale la pena allattare. Anche i bambini allattati quindi si ammalano, ma ciò avviene con minor frequenza e gravità.

L'atto di dare un biberon è anch'esso molto diverso dall'atto di allattare, per cui il bimbo non allattato non avrà una serie di esperienze e benefici che nascono da ciò che avviene quando la mamma lo mette al seno. Quando poppa al seno della mamma, il bambino interagisce, inizialmente in modo più limitato ma poi via via in modi sempre più complessi e differenziati. Non a caso, appena nato un pupo vede perfettamente il viso della mamma, mentre ha difficoltà a mettere a fuoco e distinguere oggetti più distanti. Spostando il piccolo da un seno all'altro, il bambino usa e perfeziona l'uso degli occhi e di ciascun lato del corpo in modo bilanciato e uniforme. La suzione e la deglutizione sviluppano la mascella e i muscoli del viso, allenandolo in vista della masticazione.

Tra l'altro, un ottimale sviluppo facciale è importante anche per lo sviluppo del linguaggio. Come inizia a coordinare il movimento delle braccia e delle mani, e poi delle gambe, il piccolo gioca col corpo della mamma e interagisce con lei. Dovendo chiedere l'attenzione della mamma per essere allattato, esercita la sua capacità di farsi capire, così come la mamma esercita la sua comprensione dei segnali che il bambino gli manda.

Naturalmente la mamma può impegnarsi per ottenere molto di questo anche dando un biberon, ma non sarà così semplice, automatico o istintivo. Alcune cose saranno inevitabilmente perse.

Prima di passare all'alimentazione mista o completa artificiale, ogni mamma dovrebbe essere indirizzata a una consulente in allattamento che può aiutare a capire dov'è il problema e, se possibile, a risolverlo.

Effetti dell'allattamento sulla mamma

Si parla dell'allattamento dando per scontato che fa bene al bambino, e che la mamma deve **immolarsi** per la causa. Ma avere figli e allattare fa un gran bene anche a noi donne e questo è un segreto ben nascosto che spesso le donne non conoscono.

Il punto è che il nostro corpo è stato perfezionato dalla Natura in base alle funzioni che deve esplicare, e sicuramente una delle funzioni peculiari femminili è fare figli e allattarli (in quanto mammifero). Fisiologicamente ogni donna ha tutte le carte in regola per fare parecchi figli e allattarli, ed essere impegnata in quest'attività per molti più anni di quelli che investiamo noi donne occidentali del XXI secolo. Questo ha delle ripercussioni anche sulla nostra salute.

PUNTO CHIAVE n. 5: allattare fa un gran bene anche a te! Allattando stai facendo una delle azioni più efficaci ed economiche di prevenzione per la *tua* salute.

Per fare solo un esempio relativamente recente che ha avuto un grande impatto mediatico, una ricerca che aveva coinvolto più di 150.000 donne – pubblicata sulla prestigiosa rivista scientifica *The Lancet* nel 2001 – ha evidenziato una riduzione proporzionale del rischio di contrarre il cancro al seno del 4,3% ogni dodici mesi di allattamento! L'ipotesi è che sia il fatto stesso di fare figli e allattarli che ci protegge agendo sui nostri assetti ormonali e sugli organi riproduttivi.

Ecco un elenco non esaustivo delle principali caratteristiche positive dell'allattamento per la mamma:

- dopo il parto allattare aiuta l'utero a contrarsi e tornare alle sue dimensioni e riduce il rischio di emorragia;
- gli ormoni dell'allattamento rendono la quotidiana attività di cura al bambino meno faticosa;
- allattare aiuta la formazione del legame tra mamma e bambino (*bonding*);
- la mamma che allatta con successo ha un motivo formidabile per aumentare il suo *empowerment*, cioè la forza che si basa sulla consapevolezza delle sue potenzialità;
- allattare e dormire insieme sincronizza le fasi di sonno tra madre e bambino, rendendo i risvegli notturni meno stancanti e più facile per la mamma riprendere sonno dopo un'interruzione;
- per allattare si consumano ogni giorno diverse **centinaia** di Kcalorie, e si smobilita il grasso, in particolare quello sotto il punto vita! Ti aiuta quindi a tornare al tuo peso forma;
- allattare non rovina il seno: il seno "cala" per effetto dell'età, della forza di gravità, delle variazioni di peso e della gravidanza;

- l'allattamento esclusivo posticipa il ritorno del ciclo mestruale, distanziando naturalmente le nascite, facendo risparmiare ferro e regalando al corpo una pausa dagli estrogeni. Avere ininterrottamente per decenni un ciclo estrogenico mensile non fa affatto bene alla donna; nonostante quello che possono dirti, se non ti è tornato il ciclo dopo un tot di settimane o mesi di allattamento, ti stai facendo un enorme regalo in salute;

- allattare riduce il rischio di cancro al seno, alle ovaie ed endometrio, osteoporosi e frattura del femore;

- allattare provoca un arresto temporaneo della progressione dell'endometriosi;

- spesso le mamme che allattano trovano un miglioramento se hanno un seno fibrocistico;

- le donne insulino-dipendenti spesso necessitano di una minore quantità di insulina mentre allattano;

- allattare è l'azione più semplice che possiamo fare per nutrire i nostri bambini: non dobbiamo fare niente né prima né dopo, quindi ci semplifica la vita;

- allattare ci autorizza a ritagliarci momenti di riposo;

- il seno non può essere dimenticato a casa, né si contamina, e il latte è sempre a disposizione nella quantità e qualità giusta, sempre alla giusta temperatura;

- è qualcosa che può fare solo la mamma, che sì, **è una persona speciale** per il figlio!

Effetti sulla relazione madre-bambino

Vi sono specie animali per cui nutrire i cuccioli non ha una importanza relazionale particolare. Molti cuccioli anche appena nati si procacciano da subito il cibo da soli (le specie che non prevedono cure parentali, come per esempio molti rettili), oppure il genitore fornisce loro il cibo ma in modo molto rapido. In numerose specie animali, ad esempio gli uccelli, entrambi i genitori sono impegnati nel procurare il pasto ai piccoli.

Per i primati invece, è la mamma che si occupa in modo privilegiato delle cure e dell'allattamento del piccolo. Il seno è in una posizione particolare, che favorisce l'abbraccio e il contatto visivo tra madre e cucciolo. Il piccolo scimmiotto, umano e non, passa parecchio tempo addosso alla madre e al suo seno, e non sembra interessato solo a riempirsi lo stomaco. Grazie al fatto che la madre impara a reagire ai segnali del piccolo, si forma una comunicazione estremamente raffinata ed efficace che li aiuterà poi a comprendersi man mano che, crescendo, il bambino acquisirà nuove competenze psicomotorie e inizierà a fare esperienze che vanno aldilà delle braccia e del seno materno.

Contrariamente a quello che spesso viene detto alle mamme che allattano, è stato dimostrato da molteplici ricerche che i bambini allattati, e in modo direttamente proporzionale al tempo per cui lo sono stati, sono più sereni, più adattabili e tutt'altro che **dipendenti**. Che significa poi dipendente? Ogni figlio dipenderà da voi genitori perlomeno per una ventina di anni (di più se andrà all'Università!). Prova a dargli le chiavi di casa e dirgli di sbrigarsela da solo! L'allattamento in quanto relazione offre un modo efficace e naturale per garantire al bambino la **base sicura** che gli permetterà di staccarsi fiducioso dalla mamma e dal papà ed esplorare il mondo.

Effetti per il papà e la famiglia in genere

Spesso sento dire che l'allattamento mette in disparte il papà, che vorrebbe invece essere parte attiva nelle cure del neonato. È un fatto non contestabile che uomo e donna siano diversi e che la nostra specie abbia caratteristiche genitoriali ben differenziate.

In molte culture tradizionali esiste la cerchia allargata di donne (della famiglia, della tribù, del villaggio, del paese ecc.) che si occupa dei bambini. Oggi in Occidente questo tessuto familiare, culturale e sociale purtroppo si è perduto, e più o meno di pari passo si è accresciuta la presenza e l'interesse del padre. Dato che le famiglie vivono molto più isolate, ecco che la presenza del papà diventa una necessità per madre e bambino, che altrimenti in molte situazioni sono totalmente soli. Inoltre tutti i diretti interessati non possono che arricchirsi e crescere in modo più sano, armonico e consapevole se condividono a tutti i livelli l'arrivo dei figli. Sicuramente nell'ultimo secolo il ruolo del padre è notevolmente cambiato, e l'uomo di casa non è più (e nella maggior parte delle volte **non vuole essere**) solo colui che si occupa di portare lo stipendio a casa, di proteggere la famiglia e far rispettare la disciplina!

Ogni bambino beneficia di due punti di riferimento, diversi e complementari, per poter crescere in armonia con la sua parte femminile e maschile, e con la parte femminile e maschile del mondo che ben presto lo accoglierà fuori dalla porta di casa. Se sei una mamma single, potrai certo dare da sola il meglio al tuo bambino e farlo crescere sano ed equilibrato, ma avrà bisogno in ogni caso di una figura di riferimento maschile.

Un neopapà ha quindi molto da fare per diventare il punto di riferimento e la guida amorevole che ogni bambino merita. E quindi non è una vice-mamma, perché ha prerogative ben diverse e può fare molte altre cose; piuttosto è sollevato da una serie di incombenze. Quindi può essere ben presente nella vita del bambino e anche aiutare moltissimo te!

Avere una compagna serena e sicura è di certo un gran vantaggio nel momento in cui la coppia affronta tante nuove sfide. I motivi di tensione e astio si moltiplicano se le cose non vanno bene e ci sono preoccupazioni per la crescita e la nutrizione del bambino. Il papà che sostiene la compagna e la aiuta nei momenti di fatica, incertezza e preoccupazione comuni a molte neomamme che stanno allattando e hanno dubbi sulle proprie capacità, sta in un certo senso nutrendo la coppia madre-bambino: un nutrimento di sostegno, amore e rispetto per la mamma altrettanto importanti che il seno per il neonato!

La funzione del papà come principale sostegno emotivo della neomamma è essenziale. Vedo spesso coppie in cui la differenza nei momenti difficili l'ha fatta un compagno presente, partecipe e dall'atteggiamento positivo. I papà hanno poi delle caratteristiche peculiari sotto molti altri aspetti. Ad esempio il gioco: come interagisce il papà con la sua fisicità difficilmente riesci tu.

Se ora hai un bimbo piccolissimo probabilmente non mi credi: arriva un momento in cui sarai tu a essere gelosa del tuo compagno, perché come il bambino si diverte con lui, tu non ci riesci mai! La voce del papà è un'altra arma che possiede: la frequenza più bassa calma bambini che non si tranquillizzano in nessun altro modo.

Le mamme che allattano ed hanno altri figli a volte si preoccupano che l'allattamento possa rubare troppo tempo agli altri bambini, o che il rapporto esclusivo che hanno col piccolo sia un motivo di gelosia o un danno per i più grandi. Vorrei farti riflettere sul fatto che solo con l'esempio che diamo, insegniamo veramente qualcosa ai nostri figli.

Far vedere quotidianamente ai nostri bambini e ragazzi la dedizione e le cure che dedichiamo ai loro fratellini più piccoli, resterà per sempre impresso in loro come il modo giusto e normale di come si fa il genitore. Inoltre la vita è un cerchio, e quello che stiamo facendo ora al piccolo, lo abbiamo fatto già (o avremmo voluto farlo) anche a loro quando è stato il loro tempo.

Allattare poi, ti permette di risparmiare un sacco di tempo e fatica, e mentre tieni l'ultimo nato addosso o al seno, puoi usare le braccia, le mani e tutto il resto per dedicarti al resto della famiglia. Soprattutto se hai una figlia, dalle bambole che allattano, e non che danno biberon e ciucci; non è facile trovarne in Italia, ma puoi fare una ricerca sul web.

Effetti sulla società e l'ambiente

Dato che l'allattamento rende i bambini meno soggetti ad ammalarsi, e quindi le mamme ad assentarsi dal lavoro, esso dovrebbe essere considerato un vantaggio dal sistema sanitario nazionale, dai datori di lavoro e in generale in termini produttivi per ogni Stato. La minore spesa sanitaria in termini di visite mediche, ricoveri e interventi, permette allo Stato di risparmiare milioni di euro ogni anno. Tutta la società a tutti i livelli dovrebbe fare la sua piccola parte per agevolare l'allattamento, in quanto tutti se ne avvantaggiano, avendo parenti, amici, vicini o colleghi sani ed equilibrati grazie all'allattamento.

Allattare è quanto di più **economico** (etimologicamente economia significa "arte di amministrare bene") ed **ecologico** possiamo fare come mamme e genitori. Non richiede dispendio di risorse economiche o energetiche. Non servono materie prime né prodotti industriali, tantomeno imballaggi o trasporto. Non c'è l'impatto ambientale dei grandi allevamenti vaccini. La produzione di gas metano da parte delle mucche è stata considerata da stimati esperti come Jeremy Rifkin, premio Nobel per l'economia, uno dei motivi di preoccupazione per l'effetto serra a livello planetario.

In conclusione

Niente può eguagliare il latte di mamma. Non esiste il latte formulato perfetto per sostituire il tuo latte, ma semplicemente si cerca di ovviare all'inadeguatezza degli altri latti modificandoli, aggiungendo cose che non ci sono o non sono in quantità adeguate, e togliendo altre cose che per noi sono dannose o in quantità dannose, sulla base delle nostre conoscenze **attuali**, che non sono ancora complete né perfette.

Da quando la formula è stata inventata, è stata cambiata innumerevoli volte, e ancora chissà quante volte dovrà essere migliorata, senza probabilmente poter mai arrivare alla perfezione di milioni di anni raggiunta dal lavoro della Natura.

Allattando, tutte le persone coinvolte si avvantaggiano, non solo te e tuo figlio, ma anche la tua famiglia, la società, i datori di lavoro, la sanità pubblica. I benefici della salute per voi due si prolungheranno per tutta la vostra vita. Se quindi hai la possibilità di allattare, non c'è altra scelta adeguata e perfetta quanto questa per te e il tuo bambino, per tutta la tua famiglia e per questo pianeta!

PUNTO CHIAVE n. 6: allattare è la scelta ottimale non solo per te e il tuo bambino, ma anche per la tua famiglia, la società e il pianeta.

RIEPILOGO DEL CAPITOLO 1:

- PUNTO CHIAVE n. 1: sei un mammifero. Il seno sta lì per allattare. Nella stragrande maggioranza delle persone, funziona benissimo.

- PUNTO CHIAVE n. 2: allattare è la naturale prosecuzione della gravidanza e del parto.

- PUNTO CHIAVE n. 3: allattare non è solo un modo per dar da mangiare ai bambini. Allattare è molto di più, e nutrire in senso stretto è solo una piccola parte di questa pratica.

- PUNTO CHIAVE n. 4: come il latte della tua mamma non ce n'è nessuno, che tu sia un bambino o una capretta. Ogni specie ha il suo specifico tipo di latte.

- PUNTO CHIAVE n. 5: allattare fa un gran bene anche a te! Allattando stai facendo una delle azioni più efficaci ed economiche di prevenzione per la tua salute.

- PUNTO CHIAVE n. 6: allattare è la scelta ottimale non solo per te e il tuo bambino, ma anche per la tua famiglia, la società e il pianeta.

CAPITOLO 2:

Come prepararsi prima di partorire

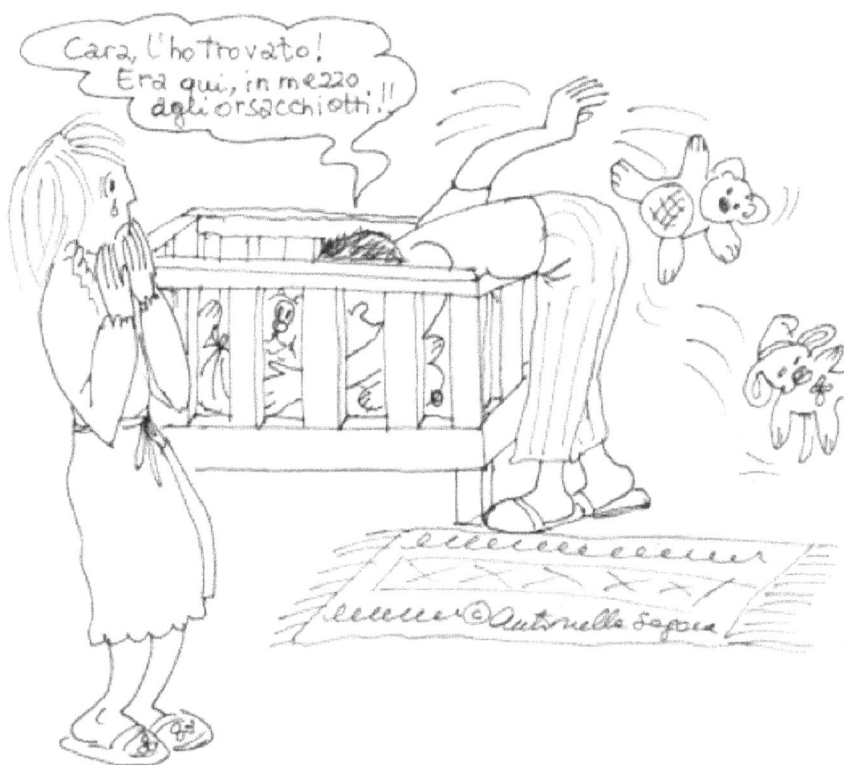

Ma allattare non doveva essere naturale?

Se allattare è normale per la nostra fisiologia, e il seno è programmato per dare latte ai bambini, non dovrebbe essere necessario **studiare,** per farlo. Intendo dire, nessuno ha dovuto insegnarti a costruire anticorpi, a usare i tuoi reni o a respirare. Le funzioni fondamentali di ogni organismo per crescere, mantenersi in vita e garantire la sopravvivenza della specie, ivi compreso quindi l'allattamento, sono scritte nel nostro bagaglio ancestrale.

Non so se hai amiche o parenti che allattano o hanno allattato e che ti hanno raccontato come è andata. Spesso i futuri genitori vengono a raccontarmi storie disastrose di allattamento che hanno sentito, e mi chiedono: "Ma perché è così difficile allattare? Non dovrebbe essere una cosa naturale?" Altre volte incontro mamme alla seconda gravidanza che mi dicono che il primo allattamento è andato malissimo, o non sono riuscite affatto ad allattare, e sperano che col bambino in arrivo le cose vadano meglio. Di solito si sentono persino in colpa, perché durante la prima gravidanza non se ne erano preoccupate, pensando che il latte sarebbe venuto da sé, e il piccolo si sarebbe attaccato naturalmente. Ancora più dolorosamente, vi sono tante mamme che credono che siccome tutte le loro amiche hanno avuto le ragadi o hanno allattato con le giunte per tre mesi, questo sia quello che anche loro devono aspettarsi!

Sembra quindi che allattare sia tutt'altro che naturale, se intendiamo dire con questo termine che **avvenga da sé** e che noi non dobbiamo fare nulla per il suo successo. Veniamo convinte fin da bambine che se funziona si è fortunate, se non funziona, non c'è nulla da fare.

C'è però una prima cosa importantissima che devi sapere per capire cosa avviene. Allattare è sicuramente naturale nel senso che è ciò che la Natura ha **previsto** per ogni madre e ogni bambino. Certo questa è la realtà per la nostra specie. Nella pratica, per i bambini poppare è **istintivo**, mentre per le donne allattare è – o dovrebbe essere – **appreso**.

Che significa? Ogni bambino già nella pancia lavora fin dalle sette-otto settimane per preparare e sviluppare la deglutizione e la suzione. Quando nasce quindi, ha già fatto molta pratica per essere in grado di attaccarsi al seno e poppare correttamente.

Nel 1990 due ricercatori svedesi, Righard e Alade, pubblicarono i risultati di una ricerca (*Effect of delivery room routines on success of first breastfeed*, Lancet, 1990; n. 336, p. 1105-1107) in cui dimostrarono che un bambino appena nato, entro cinquanta minuti dalla nascita, è in grado di strisciare da solo sulla pancia della mamma, trovare il seno ed attaccarsi perfettamente come se non avesse mai fatto altro. I ricercatori hanno però mostrato anche un'altra cosa: se il neonato viene separato dalla mamma anche per pochi minuti (per il bagnetto per esempio) e/o c'è stata una medicalizzazione della nascita, egli spesso **perde** quella perfetta competenza innata, e non sa più cosa fare.

Con questo non ti sto dicendo che devi aspettare che tuo figlio faccia quella faticaccia per attaccarsi al seno (non penso proprio che le nostre progenitrici preistoriche si potessero permettere tale lusso, ed è naturale per ogni mamma sentire l'istinto di prendere il bambino e metterlo tra i seni), ma che queste ricerche ci fanno capire come con un bambino nato in ospedale, dove attualmente è molto raro che non si abbia **alcuna** medicalizzazione seppur minima, o una separazione dalla mamma, **non possiamo più affidarci solo alle sue competenze**. Quindi non possiamo semplicemente aspettare che il neonato faccia tutto da solo, ma piuttosto dobbiamo essere pronti a **riconoscere se gli dobbiamo dare una mano!**

PUNTO CHIAVE n. 7: per i bambini poppare è *istintivo*, **ma per le donne allattare è – o dovrebbe essere –** *appreso*.

Che aiuto dobbiamo o possiamo allora dare al neonato? È **automatico** e **naturale** che tu sappia come comportarti e quali sono le condizioni che aiutano e quelle che interferiscono con l'allattamento?

Abbiamo detto che per te allattare **non è istintivo**, nel senso che è una competenza genitoriale che si dovrebbe imparare durante la vita, fin da piccole, guardando altre donne farlo.

Jane Goodall, la famosa studiosa del comportamento dei gorilla allo stato naturale, osservò che anche nella foresta le mamme dei primogeniti erano impacciate e necessitavano di aiuto e affiancamento da parte delle altre femmine più **esperte** del branco, mentre con i figli successivi se la cavavano bene da sole.

Dato che la natalità in Italia attualmente è assestata su un deprimente 1,4%, con regioni che toccano l'0,8%, questo significa che è molto probabile che tu ora sia alle prese col tuo primo figlio (o gravidanza). Hai mai accudito prima un bambino piccolo? Hai mai visto un neonato, o una donna allattare? Se hai risposto almeno due no su tre, non ti avvilire: sei in buona compagnia.

Quando io e mio marito abbiamo avuto il nostro primo figlio, nessuno tra i nostri amici o parenti aveva avuto bambini, e io non avevo avuto alcuna esperienza personale di accudimento o cura di un bambino piccolo, tantomeno un neonato. Molte donne che incontro nella mia pratica professionale hanno la stessa mancanza di osservazione ed esperienza che avevo io. Pensiamo a come impariamo tante cose: le vediamo prima fare, e poi magari proviamo anche noi prima con l'assistenza dell'esperto, che ci aiuta, ci corregge, ci dà suggerimenti per ottimizzare la tecnica, e poi sperimentando da soli. La maggior parte di noi non ha avuto modo di fare nulla di tutto ciò con i bambini. Piuttosto, oggi i bambini vivono chiusi in casa o in altri luoghi (nidi, asili), le famiglie sono mononucleari, e i tempi in cui si sta insieme ad altre famiglie con figli di tutte le età, soprattutto se piccolissimi, sono molto limitati.

Una volta le famiglie erano allargate, si facevano molti più figli, e le donne si occupavano di attività che conciliavano col loro essere mamme. Ogni ragazzina quindi aveva modo di vedere già in casa un certo numero di fratellini e sorelline di varie età, e di solito era d'uso che le ragazze più grandi aiutassero la mamma con i piccoli. In questo modo quando diventavano mamme non erano certo inesperte!

Prima del secondo dopoguerra, quando vi è stato l'arrivo della formula in modo massiccio in Italia, era esperienza sociale comune vedere donne allattare bambini di varie età in tante situazioni diverse. Quante di noi hanno potuto fare questo tipo di esperienza? Piuttosto è più facile che abbiamo dato biberon e ciucci a una bambola, così da avere un *imprinting* con qualcosa che è **totalmente diverso** dalla fisiologia.

Ricordiamoci che siamo animali anche noi, e che solo il 3% del nostro DNA è differente da quello dei nostri parenti più prossimi, gli scimpanzé. Abbiamo però sviluppato la neocorteccia (cosa che in certi momenti è uno svantaggio, come ci insegna Michel Odent, grande ostetrico francese allievo di Leboyer... ma in altri momenti un vantaggio), sappiamo leggere e parlare, possiamo cercare di ovviare a questa carenza della civiltà attuale preparandoci prima, raccogliendo informazioni corrette su cosa è l'allattamento e come funziona, cosa possiamo aspettarci da un bambino allattato e dalla sua gestione quotidiana.

La prima chiave per il successo: le informazioni

Stai leggendo questo ebook: hai già soddisfatto questo punto! Scherzi a parte, proprio perché hai appena scoperto questo incredibile mondo, o perché non ti basta un libro solo, potresti volerne sapere di più.

Benissimo! In questo esatto momento potresti decidere di vestirti (se sei ancora in pigiama a mezzogiorno, cosa che succede spesso a una neomamma) e andare a comprare altri dieci libri in libreria, o altri ebook online, o usare i motori di ricerca per scaricare tonnellate di informazioni su siti che parlano di tette e latte.

Attenzione però: purtroppo l'allattamento spesso non viene visto come fisiologia, e come un argomento estremamente serio con fondamentali implicazioni per la nostra salute. Ciò significa che chiunque può improvvisarsi e scrivere quello che vuole. D'altronde nessuno vieta anche a me di mettere online un sito di consigli per cardiopatici, o scrivere un libro su quest'argomento di cui, ti assicuro, io so veramente poco. Naturalmente se quello che dovessi scrivere fosse di grave danno per le persone, mi illudo di pensare che riceverei una denuncia o cercherebbero di farmi smettere di fare il cardiologo senza esserlo. Ma intanto quanti danni avrei fatto?

Allattare non è una malattia, ma piuttosto (e per fortuna) fisiologia, e i temi di puericultura sono di grande interesse. Ogni neogenitore sente il bisogno di apprendere quanto più sull'oggetto sconosciuto che si trova tra le mani, quel frugoletto di pochi chili… e così dove c'è una necessità e una domanda, si forma anche un'offerta.

È molto importante allora saper distinguere le informazioni corrette da quelle non corrette. Come già detto all'inizio del capitolo 1, oggi abbiamo un fiorire di dati e notizie, e si rischia di perdersi tra miti e realtà.

PUNTO CHIAVE n. 8: la prima cosa da fare per partire col piede giusto è raccogliere informazioni corrette sull'allattamento e su come allattare.

Il primo criterio che ti suggerisco è di diffidare delle informazioni che provengono da chi guadagna dal non allattamento. Davvero pensi che chi vende formula sia tanto interessato a te e a tuo figlio da perdere quote di mercato?

Le frasi in sostegno dell'allattamento materno che trovi in ogni confezione di latte formulato, acqua minerale, e via dicendo, sono dovute a un **obbligo** che è stato imposto dalla legge. La stragrande maggioranza delle case produttrici di formula o accessori viola il Codice di Commercializzazione dei Succedanei del Latte Materno, cioè attua strategie aggressive e scorrette di marketing per indurre un bisogno dove non c'è. Se pure vi sono dei siti commerciali in cui puoi trovare alcune informazioni sostanzialmente corrette, in tali siti di solito esse sono poste sullo stesso piano delle indicazioni per chi non allatta, accompagnate da frasi del tipo "se poi non sei così fortunata da avere tanto latte" o "se il tuo latte diminuisce o va via".

Ora finalmente sappiamo che il latte **non** è una questione di fortuna, né che possa sparire dalla sera alla mattina, ma siccome continuerai a essere sommersa da messaggi negativi di questo tipo, è meglio se impari a difenderti o cerchi per quanto possibile di non farti fare quotidianamente questo **lavaggio del cervello** che rischia di minare la tua serenità e la fiducia nel tuo corpo.

Controlla poi l'aggiornamento delle informazioni che stai valutando: questo campo è in continua evoluzione, e anche la migliore fonte del maggior esperto, in più di cinque anni può diventare obsoleta o non totalmente adeguata. Che tipo di esperienza specifica nell'allattamento ha chi ti parla?

Con tutto il rispetto per la sua competenza professionale, potrebbe essere non sufficientemente aggiornato rispetto all'allattamento e soprattutto su **gestione e risoluzione** dei problemi – argomenti veramente **di nicchia**. Molti professionisti della salute sono chiaramente grandi sostenitori dell'allattamento in quanto fattore primario di promozione e protezione della salute di madre e bambino, ma non conoscono le strategie per risolvere le difficoltà.

La mamma si sente incoraggiata finché le cose vanno bene, ma appena arriva un dubbio o un reale problema, spesso il professionista, che si preoccupa della salute del piccolo o della mamma, incoraggia o insiste per dare aggiunte o fare altre azioni che possono tradursi in un danno per l'allattamento, semplicemente perché è l'unica soluzione che conosce.

Non ti sto dicendo che l'aggiunta non sia **mai** necessaria o sia **sempre** dannosa, ma che spesso, prima di offrire l'aggiunta come soluzione, si potrebbero mettere in atto altre tattiche che possono offrire gli stessi vantaggi della soluzione proposta, senza tuttavia danneggiare l'allattamento.

In Italia la stragrande maggioranza dei professionisti della salute che si occupa di madri e bambini non ha ore di formazione specifica sulla fisiologia dell'allattamento, tantomeno su cosa fare **concretamente** se c'è un intoppo. Molti miei amici pediatri mi raccontano che quando si sono specializzati, non c'era nulla sui loro libri di testo su come funziona la produzione di latte, ma piuttosto c'erano pagine intere su cosa c'è nel latte artificiale e come somministrarlo al neonato.

D'altro canto posso dirti senza imbarazzo che io stessa ho impiegato anni di pratica con tante mamme e bambini, ognuno diverso e con necessità differenti, per affinare le mie competenze, e che in questo campo non si finisce mai di imparare! Diffida quindi di chi ti dice che non c'è soluzione al tuo problema senza spiegarti i motivi esatti, oppure senza darti un riscontro scientifico delle sue motivazioni: è più facile che sia lui o lei a non sapere – e spesso in perfetta buonafede! – cosa fare.

Ti offro un paio di **trucchi** che spiego a tutti i futuri genitori per capire velocemente il livello di informazione e aggiornamento sull'allattamento di chi ti sta parlando o di quanto stai leggendo:

- hai trovato vari **divieti sui cibi** che puoi mangiare in allattamento? In particolare cose come aglio, cavolo o cipolla?
- hai trovato indicazioni sul fatto che dolori e ragadi all'inizio sono **normali** e devi avere **pazienza** e stringere i denti finché

passano?

- hai trovato indicazioni su **tempi minimi e massimi** di qualunque genere per le poppate? Per esempio l'intervallo tra le poppate o la loro durata?
- hanno messo in dubbio la tua capacità di produrre latte o la qualità del tuo latte?

Questi per me sono elementi chiave – molto comuni – che mi dicono che la fonte di tali informazioni **non** è sufficientemente competente sull'allattamento, e soprattutto sulla sua gestione. In tal caso, cerca altrove!

Il Codice di Commercializzazione dei Succedanei del Latte Materno
Il Codice di Commercializzazione dei Succedanei (sostituti) del Latte Materno, detto anche Codice OMS-UNICEF, è stato approvato dall'OMS nel 1981. Esso riguarda il marketing dei latti formulati e tutto quello che può essere dato al lattante al posto del latte materno (acqua minerale, tisane, omogeneizzati ecc.), così come le "attrezzature" per somministrarlo. Non riguarda quindi la vendita del latte artificiale, ma le strategie che le ditte attuano per **indurre** un consumo.

Il concetto è lo stesso dei medicinali: non è consentito fare pubblicità a un antibiotico, per esempio, perché altrimenti i consumatori potrebbero essere indotti a comprarne senza passare prima dal dottore e verificare che effettivamente ne abbiano bisogno. Purtroppo in Italia il Codice è stato recepito in legge solo parzialmente, cioè è consentito fare pubblicità ai latti 2 e a biberon e tettarelle, mentre è contro la legge tutto il marketing che riguarda i latti 1 (0-6 mesi).

Fai quindi molta attenzione a:

- campioni, omaggi e offerte di latte in formula, biberon e tettarelle, acqua, tisane, e omogeneizzati. In Italia queste pratiche sono vietate dalla legge solo per i latti 1, ma il Codice copre ogni tipo di latte adattato e altri prodotti sostitutivi dell'allattamento, compresi quelli inappropriati;
- contatti diretti con rappresentati di ditte produttrici di formula, biberon o altri sostituti del latte materno;
- promozioni, offerte speciali, fiere ed esposizioni;
- pubblicità su giornali, siti web ecc., rivolte ai neogenitori.

Come consumatori possiamo fare molto per difenderci

dall'aggressività del marketing (bada bene che il Codice non riguarda la vendita, che non è certo vietata). Se vieni a conoscenza di una violazione al Codice, denunciala: puoi per esempio scrivere all'IBFAN, associazione che si occupa proprio del rispetto del Codice.

La seconda chiave per il successo: la rete di sostegno

Ho già parlato di come le donne avrebbero dovuto apprendere l'arte di allattare attraverso l'**osservazione** durante l'arco di tutta l'infanzia e pubertà.

La bassa natalità e la mancanza di **contatto quotidiano** con mamme e bebè ci ha tolto questa osservazione e quindi l'apprendimento di un altro elemento importante: la **grandissima varietà** che esiste sia nelle mamme che nei bambini. Oggi abbiamo un'idea teorica di un bambino normale, come se i bimbi fossero tutti uguali, e i loro comportamenti standardizzati.

Quanto è vero che noi adulti siamo tutti diversissimi, tanto è falsa l'idea che ci sia un modello di bambino **giusto**, e al quale dovremmo cercare di adeguarci tutti. Se ti affidi a questi schemi, naturalmente la stragrande maggioranza delle volte il pupo perfetto **da manuale** non è capitato a te, e quindi probabilmente ti stai chiedendo cosa stai sbagliando tu! Ma di solito il problema non esiste se non nelle aspettative non realistiche.

L'isolamento poi amplifica la sensazione di inadeguatezza e inesperienza del neogenitore: se nell'ultima settimana tu e il tuo compagno vi siete chiesti almeno tre volte se quello che state facendo va bene o se state provocando danni irreparabili psicofisici al vostro pargolo, che nel frattempo cresce bene e sembra piuttosto sereno, io tendo a pensare che in realtà siate ottimi genitori che si stanno preoccupando troppo. Lo penso anche se non vi conosco, per banali ragioni statistiche: è molto più facile che un neogenitore tratti il suo bambino come se fosse un prezioso vaso di cristallo e si preoccupi di segnali normali di cui dovrebbe disinteressarsi (lo vedremo meglio nei prossimi capitoli), piuttosto che non si accorga di qualcosa di anomalo.

Per una neomamma quindi avere la possibilità di **confrontarsi** con altre donne e altri bambini ha mille vantaggi:

* poter **imparare semplicemente guardando** altre donne che

curano i loro figli;

- **confrontarsi e confrontare dubbi, domande e preoccupazioni**, e rendersi conto che spesso sono normali e comuni a tutte;
- **sdrammatizzare e alleggerire** momenti di fatica o tensione;
- apprendere **strategie di risoluzione** per piccoli e grandi problemi di gestione del neonato e del bambino anche più grande;
- poter **scegliere tra più idee e soluzioni diverse** quella che si sente più adatta alla propria situazione e al proprio bambino;
- rendersi conto che **i bambini sono tutti diversi** e non c'è il bambino ideale;
- rendersi conto che non esiste il genitore perfetto, ma tanti genitori che generalmente **cercano di fare del proprio meglio;**
- riconoscere che ci sono tanti **stili genitoriali**, e che certi stili vanno bene ad alcuni e ad altri no;
- **dare e ricevere conforto e empatia** da chi sta passando o ha passato gli stessi momenti;
- **uscire di casa** e parlare con un adulto che conosce la grammatica e la sintassi, e poter fare un discorso di senso

compiuto.

Uno dei motivi principali per cui le neomamme oggi soffrono tanto spesso di depressione postpartum è proprio la solitudine e la mancanza di un tessuto sociale di sostegno. Creare dei punti di riferimento per le puerpere dovrebbe essere una priorità in ogni Comune. Il successo di tanti forum e blog per neomamme ci dovrebbe far aprire gli occhi su quanto forte è la necessità di stare in compagnia e confrontarsi di ogni mamma in quanto essere umano ed animale sociale.

Le relazioni virtuali però non possono sostituire completamente quelle reali e fisiche. Anche se sei una blogger incallita e il tuo bambino è uno di quei rari casi che sta buonissimo per ore mentre digiti come un treno alla tastiera, vi sono aspetti relazionali e anche concreti che potrai avere solo stando insieme ad altre mamme e bambini nello stesso luogo e nello stesso momento.

A volte una semplice pacca sulla spalla o un abbraccio valgono più di mille parole. Per non parlare di una persona che prende in braccio il tuo bambino anche per soli dieci minuti al posto tuo.

Leggere descrizioni particolareggiate sul comportamento *standard* del poppante, o del corretto posizionamento e attacco non è la stessa cosa che **vedere** con i propri occhi una donna che allatta suo figlio e come si svolgono tante poppate che possono essere anche estremamente diverse tra loro.

Ti incoraggio caldamente a cercare sostegno fin dalla gravidanza, in modo da arrivare più serena al parto, e aver già visto l'interazione normale tra mamme che allattano e bambini che poppano. Vivere da sola questa fase così bella e importante della vita, rischia di appesantirti di ansie inutili e di toglierti la possibilità di arricchirti, imparare e confrontarti con altre mamme come te.

Se però in gravidanza non ne hai avuto la possibilità, non è mai tardi per iniziare! Cerca altre mamme che stanno allattando o hanno allattato e trova occasioni per incontrale. In molte città vi sono luoghi dove è più facile trovare carrozzine e mamme con pupi al seguito, o vi sono gruppi di auto-aiuto o associazioni di sostegno che si occupano proprio di maternità. Esistono diverse figure che hanno avuto una formazione ad hoc per essere in grado di aiutare le mamme ad allattare: figure professionali specifiche come la mia, l'IBCLC, ostetriche formate, e figure volontarie come le Consulenti de La Leche League o le cosiddette *peer counselors*, cioè consulenti tra pari (mamme che hanno fatto un corso *basic* per essere in grado di aiutare le donne nella gestione ordinaria dell'allattamento). Cerca quello che ti offre il tuo territorio od organizzati con le tue compagne del corso di accompagnamento alla nascita! Se non c'è nulla vicino a casa tua, puoi trovare aiuto a distanza telefonicamente o via mail attraverso diverse associazioni o enti che offrono questo tipo di servizio. Molti siti hanno anche pagine informative sull'allattamento (in appendice troverai un elenco di siti utili).

PUNTO CHIAVE n. 9: la seconda cosa da fare è cercare sostegno da parte di donne che allattano o hanno allattato, nonché di operatori competenti.

Una delle organizzazioni più autorevoli in questo campo è **La Leche League,** (acronimo LLL), associazione di volontariato presente in Italia ormai da più di trent'anni, nata negli USA nel 1956. Le Consulenti de La Leche League sono mamme volontarie che hanno allattato i propri figli e hanno sostenuto un lungo e accurato tirocinio per essere in grado di aiutare altre madri che hanno domande e problemi riguardanti l'allattamento al seno, o che vogliono incontrare altre donne che stanno vivendo la loro stessa esperienza.

LLL organizza incontri mensili in molte città italiane, per dare sostegno e informazioni alle donne interessate, e pubblica diversi libri e periodici. Un incontro organizzato da LLL è un posto dove si possono vedere tante donne confrontarsi e parlare di maternità e allattamento mentre accudiscono e allattano i loro figli di varie età. Un'occasione unica di sostegno e apprendimento! La caratteristica peculiare di questa associazione, a parte il fatto che ha ormai più di cinquant'anni di esperienza in tutto il mondo, è nell'esperienza **personale** che richiede alla Consulente, nonché nella formazione accurata che ogni Consulente riceve prima di poter iniziare a sostenere altre donne. Questo garantisce un'empatia fondamentale in un momento così importante per ogni donna, ma anche un'accurata preparazione e la capacità di dare soluzioni differenziate e non solo sulla base della propria personale esperienza.

Per sapere se c'è un gruppo LLL vicino a te, visita il sito: www.lllitalia.org. Sul sito trovi anche molte FAQ, e un servizio di *Help Form* a disposizione delle mamme che non hanno una Consulente nelle vicinanze. Il Manuale LLL, *L'arte dell'allattamento materno* (La Leche League Italia, Brescia, 2° edizione 2005) è un long-seller che ha venduto più di 3 milioni e mezzo di copie nel mondo, tradotto in 26 lingue.

Come mamma ho frequentato a lungo con entrambi i miei figli gli incontri LLL e *L'arte dell'allattamento materno* è stato nella mia borsa per anni, sia per me personalmente che per le mie amiche o clienti. Grazie a LLL ho anche scoperto uno stile genitoriale – quello definito **con attaccamento** (*attachment parenting*) – che finalmente sentivo mio, e ho trovato molte amiche. Non credo che sarei scampata alla depressione postpartum, nel mio primo mese di vita da mamma, se non avessi conosciuto La Leche League! Anche professionalmente parlando, i convegni e le pubblicazioni LLL sono sempre una delle poche risorse in Italia di ottimo livello e aggiornamento per me e per chiunque si occupi di questo campo.

Un'altra cosa importantissima che ho imparato da LLL è stata la centralità dell'ascolto. Purtroppo siamo in un mondo dove si parla tanto (troppo), e si ascolta poco: avere figli è un'ottima occasione per imparare ad ascoltare! Ascoltare i bambini è il modo migliore per assicurarci di essere sempre sulla strada giusta.

Cosa fare in gravidanza... e cosa non fare!

Durante la gravidanza alla futura mamma spesso vengono date indicazioni su quello che dovrebbe fare per garantirsi un buon allattamento. Ormai sai a memoria che allattare è una funzione del nostro corpo. C'è da chiedersi allora se ci sia bisogno o meno che tu **faccia** qualcosa di specifico per prepararti ad allattare. La risposta ovviamente è no.

Vediamo i consigli più comuni che potresti sentire:

- fare massaggi;
- fare sfregamenti con guanti di crine, asciugamani, o strumenti di tortura simili;
- effettuare manovre di vario tipo o utilizzare attrezzi specifici sui capezzoli, per esempio per **tirarli fuori**;
- usare creme particolari ad hoc, od olii, o altre cose come succo

di limone o lanolina.

Cosa c'è di vero in queste indicazioni? Niente, naturalmente. Vediamo punto per punto.

Massaggi

Fare massaggi non ha alcuna efficacia sulla capacità del seno di allattare. Non è però dannoso. Se già massaggi la pancia che cresce e senti la pelle molto tesa, usare un olio naturale può essere una coccola e un emolliente per la pelle. Ma se lo stai facendo senza alcun piacere solo perché ti hanno detto che altrimenti succederà una non ben precisata disgrazia, puoi smettere anche subito. E se ti dimentichi di farlo per settimane, non succederà niente.

Indurire i capezzoli

Usare guanto di crine, asciugamano o qualsiasi altro strumento per sfregare i capezzoli. Secondo chi lo propone, la pelle del capezzolo dovrebbe indurirsi, o addirittura fare un **callo**. In realtà è esattamente vero il contrario: capezzolo e areola proprio grazie alla loro morbidezza e malleabilità si adattano perfettamente alla cavità orale del bambino.

Tirare fuori i capezzoli piatti o introflessi

Effettuare manovre di vario tipo sui capezzoli, per esempio per **tirarli fuori**. Questa indicazione viene spesso data alle donne che hanno capezzoli corti o introflessi. Molti anni fa per esempio si suggeriva un esercizio particolare per aiutare a estroflettere i capezzoli introflessi, ma da anni ormai è stato dimostrato che tale manovra non ha alcuna utilità, anzi contribuisce a far credere alla mamma di avere un capezzolo che non va bene, e farle iniziare l'allattamento con ansia ingiustificata. Come vedremo nei prossimi paragrafi, l'aspetto del tuo capezzolo non è affatto il punto fondamentale per il successo del tuo allattamento.

Usare creme o topici

Usare creme particolari ad hoc, od olii, o altre cose come succo di limone o lanolina, non ha alcuna efficacia, prima di tutto perché parte dal presupposto sbagliato, e cioè che si debba preparare in qualche modo il seno. Inoltre, qualsiasi cosa metti sul seno, va a rimuovere o ad interferire con la tua protezione naturale, che viene prodotta dai tubercoli di Montgomery, quelle ghiandoline tutt'intorno all'areola simili a brufolini. Ho visto diverse mamme con eczemi o reazioni allergiche molto fastidiose provocate da prodotti vari spalmati diligentemente sui seni per settimane. Niente è più efficace e realmente anallergico del tuo latte: basta spremerne poche gocce e lasciarlo asciugare – e solo se serve.

Il tuo seno si prepara da solo

Ho già detto nel capitolo 1 che generalmente il corpo inizia a prepararsi all'allattamento per tutta la gravidanza. Per voler essere più esatti, il seno si modifica durante tutta la nostra vita, iniziando molto ma molto prima della gravidanza. Sicuramente però in particolare la prima gravidanza è un momento molto importante per il seno, che riceve per la prima volta degli input ormonali significativi, perché le cellule ghiandolari proliferino e si preparino al compito che le aspetta. La futura mamma spesso se ne accorge perché l'aspetto del seno cambia: diventa più turgido, o aumenta di volume, areola e capezzolo diventano più scuri, si fanno più evidenti i tubercoli di Montgomery. Alcune mamme poi, notano delle secrezioni dai capezzoli. Durante le gravidanze successive spesso questi segnali sono molto meno evidenti, perché il **grosso** del lavoro è già stato fatto.

In genere l'aumento di volume del seno è il primo segno visibile di una gravidanza in atto. Se quindi non vedi **veramente nessuna** modificazione neanche minima durante la prima gravidanza, ti suggerisco di fare una visita prenatale presso una IBCLC, per verificare se è tutto a posto.

Se non vedi invece perdite di colostro, non ha nessuna importanza: piccole secrezioni sono un buon segno, ma la loro assenza non è un segno negativo. Inoltre spesso le mamme non se ne accorgono semplicemente perché le piccole gocce che escono dal capezzolo sono talmente piccole da non sporcare i vestiti (potresti notare piuttosto come delle piccole crosticine tra le **rughette** del capezzolo).

Seni giusti e seni sbagliati?

Il seno è formato per lo più di ciccia, cioè di massa grassa. È quella che dà la forma e le dimensioni al tuo seno. Spesso si dice alla mamma che con un seno grande avrà tanto latte, e con un seno piccolo ne avrà meno. Questo non è vero e non ha senso per chi conosce l'anatomia mammaria. Paradossalmente ho sentito anche di mamme con seni molto abbondanti alle quali avevano detto che con un seno di quel tipo non avrebbero potuto allattare: rassegniamoci, ci sarà sempre qualcuno che ha qualcosa da ridire!

Spero vivamente che tu sia contenta del tuo seno come del resto del tuo corpo, ma se per qualsiasi motivo le tue tette non ti sono mai piaciute, chissà che non sia la volta buona per trovare qualcosa per cui apprezzarle e apprezzarti! Le stesse considerazioni sul seno valgono anche per i tuoi capezzoli. Sull'aspetto giusto che dovrebbero avere i capezzoli per favorire l'allattamento c'è una vera letteratura!

In realtà, **il bambino poppa al seno** e non al capezzolo soltanto, quindi come quest'ultimo sia fatto è di solito totalmente ininfluente se il bambino impara direttamente ed esclusivamente al seno della sua mamma, con le sue particolari caratteristiche. Sono davvero rarissimi i casi in cui effettivamente c'è un'anomalia anatomica che rende difficile attaccarsi per il piccolo. Ad esempio un capezzolo **veramente** gigantesco per un prematuro (se stai pensando che forse tu sei una di quelle, ti assicuro che molto probabilmente ho visto capezzoli molto più grandi del tuo, con bimbi felicissimi di attaccarcisi. Nel dubbio, però, consulta un'esperta).

Se il tuo seno ha un aspetto molto diverso da quello delle tue amiche, per esempio è come quando avevi 8-9 anni, o è tubolare, molto asimmetrico, o con notevoli differenze di taglia (ad esempio una prima a sinistra e una terza abbondante a destra), fai una visita prenatale da una consulente in allattamento perché in alcuni **rarissimi** casi (ma non sempre!) sono segnali di un'insufficienza ghiandolare. Tieni presente che nella maggior parte dei casi anche con un'insufficienza di questo genere (ipoplasia, cioè crescita insufficiente) la mamma riesce ad allattare, ma non possiamo saperlo se non dopo le prime settimane di allattamento. Se poi l'ipoplasia è solo a un seno, chiaramente potrai allattare felicemente dall'altro lato, che è più che sufficiente per un bambino solo.

Alcune volte ho sentito di mamme alle quali avevano detto che **non avevano i dotti** o la ghiandola o altre diagnosi di questo genere. Chiedi se queste particolari conformazioni sono realmente state diagnosticate, per esempio con un'ecografia.

Se hai avuto un intervento chirurgico al seno, di solito il chirurgo opera in modo da non ledere i dotti e i nervi, mantenendo così la funzionalità della mammella. In caso di riduzione del seno, questa deve essere stata davvero molto estesa (in caso di asportazione di un tumore per esempio), per rendere l'allattamento impossibile. In alcuni casi il seno operato produce meno, e il bambino impara che c'è la tetta del pasto e quella dello spuntino, oppure rifiuta il seno che produce poco e la mamma allatta solo dall'altro lato. Donne che avevano avuto interventi con recisione dei dotti, a volte sono riuscite lo stesso ad allattare. Vale sempre la pena analizzare la situazione individuale e farsi seguire per vedere se l'allattamento parte e se vi sono difficoltà superabili.

Prepararsi in gravidanza

È stato dimostrato che le donne che hanno frequentato (meglio ancora se con il loro compagno) un corso di accompagnamento alla nascita, allattano più facilmente e l'allattamento prosegue per più tempo. Esistono molti tipi di corsi per futuri genitori, di qualità piuttosto diversificata, e obiettivi diversi. Nel Lazio, dove lavoro io, purtroppo solo una donna su tre frequenta un corso di accompagnamento alla nascita, per diversi motivi.

Il caldo suggerimento che ti do è di cercare un corso e farlo. Chi frequenta un corso ha modo di ridurre dubbi e ansie, confrontarsi con altri genitori, fare amicizia, arrivare al parto con maggiore serenità e consapevolezza, oltre a partire meglio con l'allattamento. Cerca possibilmente un corso che ti permetta di far venire e partecipare anche attivamente il tuo compagno o un'altra persona che ti sosterrà durante la gravidanza e dopo. Cerca un corso tenuto da un'ostetrica o un'altra figura professionale che si occupa di fisiologia e di genitorialità naturale. Evita corsi improntati sulla medicalizzazione. Chiedi quanto tempo viene dedicato a parlare di come accudire il neonato e allattare. Informati su che formazione specifica sull'allattamento ha fatto chi ve ne parlerà.

PUNTO CHIAVE n. 10: frequentare un corso di accompagnamento alla nascita e un gruppo sull'allattamento aiuta a vivere meglio gravidanza e parto, e ha effetti positivi anche sul successo dell'allattamento.

Iniziare sin dalla gravidanza a frequentare un gruppo di aiuto per l'allattamento, come già visto nel precedente paragrafo sul sostegno, è poi veramente fondamentale per iniziare a vedere con i tuoi occhi cosa è davvero allattare.

L'importanza del parto e dove andare a partorire

Una cosa che davvero **fa la differenza** per moltissimi allattamenti, è il luogo dove si va a partorire. Le donne che partoriscono in casa non hanno questo problema, ma in Italia sono pochissime, per cui parlo per tutte le altre.

Non hai idea di quante donne sento e vedo che già all'arrivo a casa hanno un numero enorme di problemi di allattamento, o che se li trascinano per giorni o settimane!

Generalmente la scelta del luogo dove partorire è dettata dal ginecologo e da dove lavora, e a volte da come è andata la gravidanza. Solo ultimamente, e con la maggiore enfasi sull'importanza della fase perinatale per l'allattamento, le donne si stanno interessando maggiormente a cosa succede con l'allattamento nel luogo dove andranno a partorire.

PUNTO CHIAVE n. 11: il modo in cui avviene il parto e cosa succede nel post parto è *essenziale* per l'avvio e la prosecuzione dell'allattamento.

Le ragioni per cui hai deciso di partorire in un certo luogo o in un certo modo possono essere varie e più che motivate. Se ti informi bene sull'allattamento e puoi ancora decidere tra più opzioni, potrai farlo con cognizione di causa anche rispetto a quanto questo potrà influenzare l'avvio dell'allattamento. Se non hai più opzioni, e la tua è una scelta obbligata, puoi comunque cercare di ottenere il meglio possibile dal posto dove andrai, in modo da avere meno interferenze possibili.

Le ricerche hanno dimostrato come molti bambini nati con medicalizzazione e separazione dalla mamma abbiano perso la capacità di attaccarsi al seno nel modo giusto, queste ricerche ci dicono quanto delicato sia il momento della nascita e quanta differenza può fare il modo in cui viene gestito.

Vi sono altri fattori estremamente importanti che giocano un ruolo nell'avvio dell'allattamento. Quanto più un parto è operativo e si ricevono interventi esterni, tanto più c'è la possibilità che avrai difficoltà nell'allattamento. Naturalmente parliamo sempre in termini statistici, quindi se la tua vicina ti dice che a lei non è cambiato nulla, sono felice per lei, ma i dati di migliaia di donne ci dicono drammaticamente una cosa molto diversa.

Se nell'ospedale dove partorisci, tendono a fare flebo di routine, questo può provocare un edema, cioè un eccesso di liquidi, anche a livello del seno e dell'areola, così che quando arriva la montata, il seno può essere molto gonfio e il bambino può avere difficoltà ad attaccarsi, oltre a essere un disagio per te.

Se hai preventivato di fare l'epidurale, devi sapere che diverse ricerche (oltre l'osservazione di chi lavora per la risoluzione dei problemi in allattamento) hanno dimostrato che i farmaci dati alla mamma durante il travaglio e parto inibiscono la competenza di suzione del neonato, anche per diversi giorni dopo la nascita. Aumenta poi la possibilità che tu abbia bisogno di interventi medici, e quindi sia separata dal neonato, meno facilitata nel muoverti o metterti seduta comodamente.

Farmaci anestetici o antidolorifici somministrati vicino al momento del parto possono rendere il tuo bambino più sonnolento e poco interessato a poppare. Tipicamente poppate scarse o poco efficaci fanno anche salire l'ittero, il che rende ulteriormente poco reattivo il neonato. Poche poppate spesso si traducono in eccessivo calo fisiologico, con agitazione di medici e voi genitori, e la possibilità di trattenere il bambino in ospedale finché la situazione fisiologica non si ristabilisce.

Se hai avuto un cesareo – che di per sé non ha alcuna influenza sul latte – e/o il bambino viene tenuto in un posto diverso e non c'è un aiuto per farselo portare e attaccare al seno, può essere molto difficoltoso per te riuscire ad allattare a richiesta, e la montata può arrivare più tardi.

Quindi non è il cesareo in sé che rende più difficile allattare, ma il fatto che la mamma riesce a mettere il piccolo al seno con più fatica e solo se è ben aiutata.

Anche una mamma che ha avuto un'episiotomia può avere difficoltà a muoversi, stare seduta comodamente o posizionare bene il piccolo al seno.

Se il bambino viene portato via subito dopo il parto, si perde una fase in cui il neonato è in uno stato di veglia attiva e di massima attenzione. Chi ha avuto modo di vedere un bambino appena nato, spesso rimane sorpreso e affascinato dallo sguardo intenso e attento che il bambino mantiene sul viso della mamma. Quel bimbo, se lasciato in pace sulla pancia della madre, ha la possibilità di farle capire se e quando è pronto per attaccarsi, così da fare la sua prima poppata al seno materno e ricevere il primo colostro.

In molti casi però questo momento speciale non si riesce ad avere perché le interferenze della routine di parto hanno provocato la perdita della competenza del neonato: allora saremo noi a dovergli dare una mano.

Se in ospedale c'è il *rooming in*, il bambino sarà con la mamma per tutto il tempo della degenza, e così potranno conoscersi, affiatarsi, e fare tante poppate quante lui vuole.

Se al bambino vengono date di routine o con facilità altre cose oltre il seno, come soluzione glucosata, ciuccio o biberon di aggiunta, può avere più facilmente difficoltà ad attaccarsi al seno o a farlo correttamente. Inoltre, di conseguenza, popperà meno, stimolando meno le ghiandole, e la mamma potrebbe così avere ingorghi, mastiti, o montata ritardata (vedremo meglio questi aspetti nel prossimo capitolo).

Quindi **se stai andando a informarti su dove andare a partorire**, queste sono **le cose che dovresti chiedere**:

- quale è la percentuale di tagli cesarei (non dovrebbe superare il 15%);
- se effettuano di routine episiotomie, flebo, parti indotti;
- se la mamma può muoversi liberamente durante il travaglio (cosa che diminuisce il ricorso a interventi di medicalizzazione del parto);
- se permettono di fare la prima poppata al seno già in sala parto o almeno che avvenga la prima poppata prima di separare eventualmente il bimbo per i controlli e le routine (bagnetto ecc.);
- se vi è il *rooming in* totale, cioè 24 ore su 24;

- se e in che situazioni il bambino può essere separato dalla mamma (es. ittero, cesareo?) e quali accorgimenti sono messi in atto per proseguire l'allattamento anche in caso di separazione;
- se gli vengono date di routine o in che situazione aggiunte, glucosata o succhiotto;
- quanti giorni di degenza sono previsti in situazioni ordinarie.

PUNTO CHIAVE n. 12: informarsi prima su come vengono normalmente gestiti il parto e il post parto aiuta a capire se l'allattamento viene facilitato o meno.

Il rooming in

Rooming in è un termine inglese che viene dalla parola *room* (stanza). Significa che il bambino è lasciato in camera con la mamma e non viene portato nella nursery. Il vero rooming in è qualcosa che non sempre corrisponde a ciò che vediamo in ospedale. Intanto il rooming in deve essere senza interruzioni, cioè sia di giorno che di notte, 24 ore su 24. Inoltre non significa che la mamma è lasciata a se stessa col pupo, ma che l'assistenza che prima era rivolta separatamente alla madre o al bambino, ora è rivolta alla **coppia mamma-figlio.**

Purtroppo in molti ospedali questo non avviene, per mancanza di organico o di formazione specifica, per cui molte mamme (che magari non avevano neanche fatto un corso di accompagnamento alla nascita o non si erano informate come stai facendo tu ora) si trovano da sole in stanza col piccolo e riferiscono di essersi sentite lasciate in balia di se stesse, quasi abbandonate. Così tante donne in attesa vengono messe in guardia da amiche e parenti che raccontano che stare tutto il giorno col piccolo è tutt'altro che un piacere, e che è meglio lasciarlo alle puericultrici e **riposarsi...** che poi a casa il riposo è un sogno, quindi meglio approfittarne finché si può...

Può essere che le esigenze del neonato siano contro gli interessi della madre? Chiaramente no. Quando il tuo bambino nasce, è stato nella tua pancia per ben nove mesi, e conosce solo questo: la simbiosi totale e assoluta. Nascere è uno stravolgimento che noi adulti non possiamo neanche lontanamente immaginare. Anche una donna che ha deciso di non allattare dovrebbe **a maggior ragione** tenere il figlio sempre addosso e occuparsi personalmente delle poppate. Inoltre il piccoletto deve imparare a stare in questo mondo completamente diverso da quello che conosceva, e quale modo migliore che insieme e accompagnato dalla sua mamma? Ogni bambino ne ha bisogno, indipendentemente da come venga alimentato.

Non è un caso poi che mentre sta al seno riceva automaticamente tutto il resto che gli serve: cibo, acqua, protezione – sia immunitaria che fisica –, calore per la termoregolazione, compagnia, amore, fattori non nutritivi, ormoni e tante altre cose ancora. Con un'azione sola ti occupi di tutto, senza dover fare alcuna fatica, anzi puoi addirittura riposarti! In ospedale puoi farlo più facilmente e puoi chiedere assistenza al personale di turno.

In ogni caso, se sai già cosa fare, di solito l'assistenza può essere veramente minima. Può essere utile informarsi prima con le tue amiche o parenti che hanno partorito da poco, per sapere come si sono trovate loro (ma tieni presente che siamo tutte diverse e abbiamo esigenze e aspettative diverse, per cui poi "fai la tara" a quello che hai appreso).

Le ricerche che sono state fatte per valutare l'efficacia del *rooming in* ci dicono non solo che esso fa una notevole differenza per il successo dell'allattamento, ma anche che le donne che stanno tutto il giorno, e anche la notte col figlio, **non sono più stanche**. Sorprendente? Non troppo... Se dormi col neonato, potresti svegliarti più volte a notte, ma la tua percezione della stanchezza è diversa, cioè ti senti più riposata. Infatti se sei separata dal tuo bambino reagisci mettendo in moto un meccanismo biologico antichissimo di **allarme**, che ti impedisce di riposare bene sebbene non ci sia il piccolo a svegliarti.

Se invece hai il piccolo vicino, lo vedi, lo senti, ti assicuri che stia bene e sia protetto, gli ormoni dello stress non vengono prodotti ma piuttosto si alzano i livelli degli ormoni del benessere e quegli ormoni specifici che servono in questa fase, come la prolattina e l'ossitocina, che aiutano il *bonding*, cioè il legame col tuo bambino e inducono la sonnolenza e il relax. Se proviamo a pensare in termini meno *occidentocentrici*, anche oggi nel 2011, in buona parte del mondo, non avere il neonato strettamente vicino a sé può significare che è in grave pericolo per la sua stessa vita. Ogni madre, in ogni parte del mondo, chiaramente si preoccupa molto per il suo bambino!

Avere il proprio bambino sempre con sé e allattarlo è sempre stato il modo più semplice, sempre a disposizione, efficace e affidabile per assicurarsi che il neonato, e in seguito il bambino, abbia non solo tutto quello che gli serve per crescere, ma anche sia al sicuro e riceva le cure e gli stimoli che gli servono per fiorire e sfruttare al massimo le prerogative molto speciali che ha la nostra specie.

I Dieci Passi e l'iniziativa Ospedale Amico del Bambino
Dal 1994 l'OMS e l'UNICEF hanno promosso i cosiddetti Dieci Passi per la promozione dell'allattamento. Gli ospedali che hanno ricevuto la qualifica di Ospedale Amico del Bambino, hanno effettuato un percorso interno volto a verificare l'aderenza ai Dieci Passi, dieci azioni che se regolarmente attuate nei reparti maternità, aumentano i tassi di successo dell'allattamento.

I Dieci Passi sono:
* definire un protocollo scritto per l'allattamento, di cui sia informato tutto il personale;
* preparare adeguatamente tutto il personale affinché venga

messo in grado di attuare il protocollo di cui sopra;

- informare tutte le donne durante la gravidanza dell'importanza dell'allattamento e fornire loro indicazioni per praticarlo con successo;
- aiutare le madri a iniziare l'allattamento entro mezz'ora dal parto;
- spiegare alle madri come mantenere l'allattamento in caso di separazione dal bambino;
- non somministrare al neonato altri liquidi diversi dal latte materno, se non dietro precisa prescrizione medica;
- praticare il *rooming-in*, cioè lasciare mamma e bambino nella stessa stanza, 24 ore su 24;
- incoraggiare l'allattamento a richiesta;
- non usare tettarelle o succhiotti;
- sostenere la creazione di "gruppi di sostegno", e fornire alle mamme i riferimenti dei gruppi presenti sul territorio, a cui le mamme possano rivolgersi dopo le dimissioni dall'ospedale.

Partorire in un ospedale Amico del Bambino non è l'assicurazione al 100% che l'allattamento partirà automaticamente e senza ostacoli, ma la routine dovrebbe essere quella più facilitante per voi e il vostro bambino.

RIEPILOGO DEL CAPITOLO 2:

- PUNTO CHIAVE n. 7: per i bambini poppare è *istintivo*, ma per le donne allattare è – o dovrebbe essere – *appreso*.

- PUNTO CHIAVE n. 8: la prima cosa da fare per partire col piede giusto è raccogliere informazioni corrette sull'allattamento e su come allattare.

- PUNTO CHIAVE n. 9: la seconda cosa da fare è cercare sostegno da parte di donne che allattano o hanno allattato, nonché di operatori competenti.

- PUNTO CHIAVE n. 10: frequentare un corso di accompagnamento alla nascita e un gruppo sull'allattamento aiuta a vivere meglio gravidanza e parto, e ha effetti positivi anche sul successo dell'allattamento.

- PUNTO CHIAVE n. 11: il modo in cui avviene il parto e cosa succede nel post parto è *essenziale* per l'avvio e la prosecuzione dell'allattamento.

- PUNTO CHIAVE n. 12: informarsi prima su come vengono normalmente gestiti il parto e il post parto aiuta a capire se l'allattamento viene facilitato o meno.

CAPITOLO 3:

Come iniziare bene

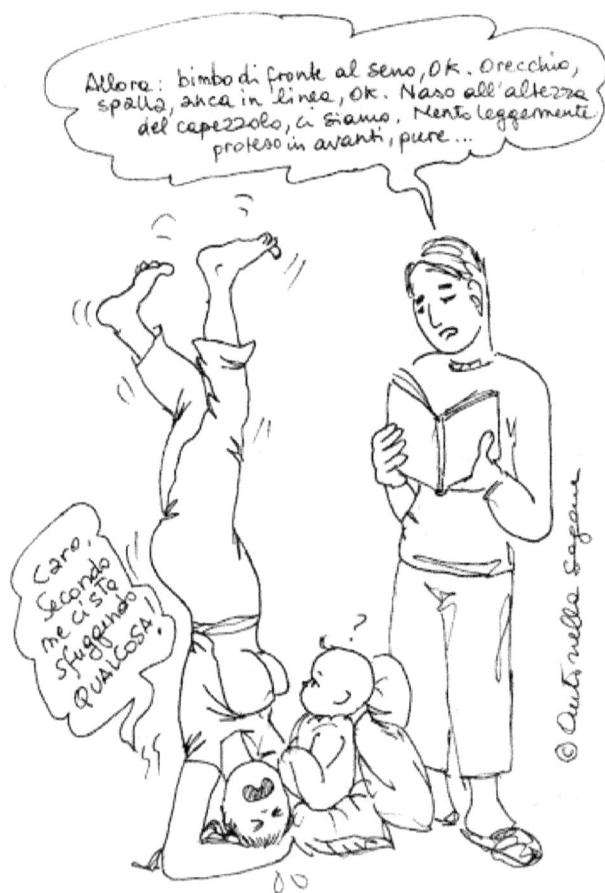

La prima poppata: prima possibile

Il parto è un evento fondamentale nella vita di una donna. Può essere anche un momento di grande *empowerment*, cioè di accrescimento personale, soprattutto se sei riuscita a partorire in un modo che ti ha fatto sentire protagonista e soddisfatta.

Appena dopo il parto, il neonato di solito passa un periodo di veglia attiva in cui ha i sensi al massimo: ti guarda con intensità, è attentissimo a ciò che succede intorno a lui, tutt'altro che passivo e inconsapevole.

Anche tu sei in un momento molto speciale: se hai partorito senza interferenze chimiche o fisiche, l'adrenalina che hai prodotto in grandi quantità nella fase espulsiva ti fa sentire piena di energia e pronta ad accudire il piccolo.

Se anche però il travaglio è stato faticoso o ti senti spossata, per fortuna tenere il bambino in braccio, e accompagnarlo nella prima poppata, non è un'attività che richiede grande dispendio di energie, e di solito in sala parto sei ancora sostenuta e aiutata. Allattare subito dopo il parto ti aiuta tra l'altro anche nel secondamento, cioè l'espulsione della placenta.

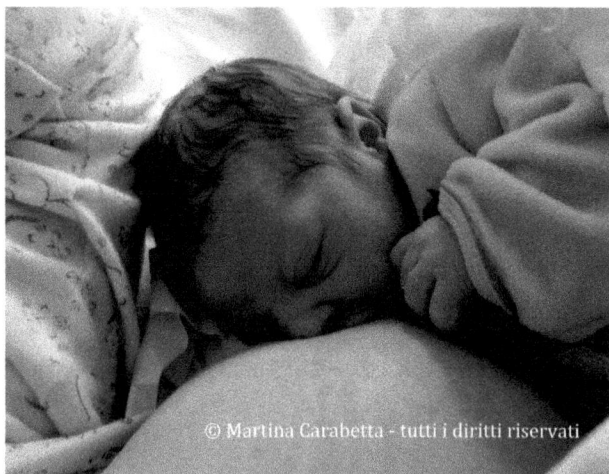

Un'ora dopo il parto

Se tu e il tuo bambino non venite separati e lui viene posto subito sulla tua pancia, ha modo di ritrovarsi nell'ambiente più simile all'utero, che ha appena lasciato dopo ben nove mesi. Il tuo odore, il ritmo del tuo cuore e la tua voce – che sentiva già in utero –, la flora batterica familiare, le tue braccia calde, tutto è predisposto per accoglierlo e rendere più morbida la sua capriola nell'ambiente extrauterino. L'areola, che si è allargata e scurita in gravidanza proprio per essere un bersaglio facilmente individuabile dal bimbo, è lì a portata di bocca.

Il bambino non ha bisogno di essere subito lavato, perché tu non sei certo **infetta**, anzi se viene a contatto con i tuoi liquidi fisiologici viene colonizzato dai tuoi germi familiari, invece che da quelli dell'operatore sconosciuto o dell'ambiente ospedaliero. Non è un caso che nella stessa area da cui nascono i bambini escano anche altre cose come urina e feci.

Se il bambino si sporca un po' con le tue secrezioni, non è un problema di cui vergognarsi, ma piuttosto un vantaggio, perché per esempio in questo modo l'intestino viene colonizzato dai batteri "amici", che producono per noi le vitamine del gruppo B e la vitamina K, antiemorragica.

È dunque importante non solo il parto, come visto nel capitolo 2, ma anche cercare di non essere separata dal bambino o almeno aspettare che si attacchi per la prima volta, magari aiutandolo un po' a trovare il seno, senza forzarlo.

In sala parto puoi avere bisogno di una mano se sei sdraiata sul lettino. Se possibile, fai in modo di essere leggermente sollevata con la testa e non completamente supina. Puoi mettere il bambino su di te a pancia sotto, tra i seni, parallelo al tuo corpo, e poi appoggiare la sua testolina su un seno in modo che sia vicina al capezzolo.

Quando il bambino sente l'odore del colostro e la guancia tocca la pelle del seno, di solito solleva un po' la testa, la gira verso il capezzolo e apre da solo la bocca per prendere il seno, che afferra magari dopo qualche tentativo.

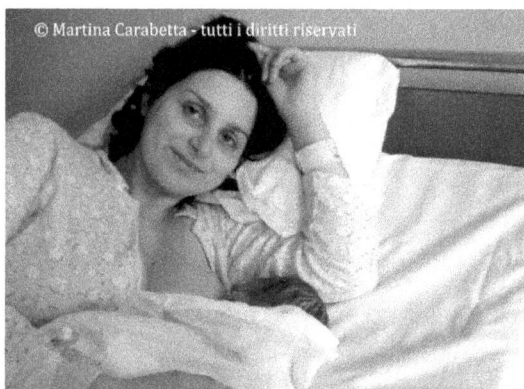

Allattare subito dopo il parto in camera in ospedale

A volte i bambini non sono subito interessati ad attaccarsi: nascere è un gran lavoro anche per loro! L'importante è dargli calma, tempo e opportunità di attaccarsi, e il suo momento arriverà.

PUNTO CHIAVE n. 13: poter attaccare il neonato al seno, prima possibile è il primo passo per partire col piede giusto.

Se per qualsiasi motivo, medico o organizzativo, non riesci a stare per tutto il tempo necessario per la prima poppata col tuo bambino, non vorrei che ti disperassi e che pensassi che tutto è perduto. Certo, sappiamo che la prima poppata è importante, e che sarebbe meglio avere la strada tutta in discesa, ma puoi fare sempre in modo di recuperare appena possibile. Sicuramente prima riesci a ricongiungerti col tuo piccolo, meglio è.

L'importanza della posizione e dell'attacco

Oltre al momento in cui avviene la prima poppata, la seconda cosa **fondamentale,** per avviare correttamente l'allattamento, è come avvengono il posizionamento del piccolo al seno, e l'attacco.

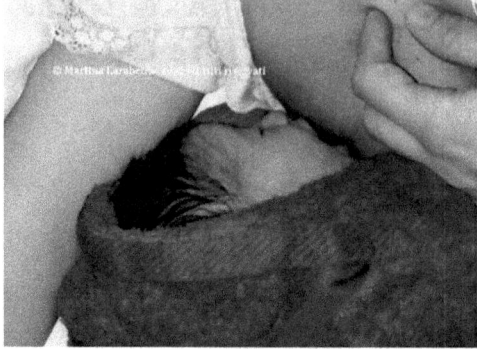

Un buon attacco subito dopo il parto

Dovremmo conoscere già posizionamento ed attacco avendo visto mamme e bambini poppare fin dalla nostra tenera infanzia: questo per molte di noi però non è stato possibile, quindi serve vederlo o averne una descrizione il più presto possibile, già nel corso di accompagnamento alla nascita. Purtroppo per spiegare una posizione servono tante parole, e non sempre è così intuitivo come vedere con i propri occhi. Gioca un ruolo anche la tua manualità (come ti trovi a **maneggiare** il neonato) e il suo tono muscolare, per esempio. Le foto possono essere un ausilio utile, ma non mostrano la tridimensionalità, né il movimento. Se quindi nonostante le descrizioni, la cosa non ti è chiara o stai sperimentando delle difficoltà, il mio caloroso suggerimento è di precipitarti da una consulente in allattamento o presso un incontro di un gruppo de La Leche League, di autoaiuto, o simili.

Se si facesse attenzione accompagnando mamma e bambino nelle prime poppate, in modo che imparino da subito come mettersi correttamente, la stragrande maggioranza dei problemi delle prime settimane di allattamento sarebbe scongiurata. La cosa triste è che spesso per la non conoscenza del **ruolo cruciale** di questo aspetto, queste prime settimane per molte donne rimangono le **sole** settimane di allattamento, perché smettono precocemente di allattare per via dei molti problemi che ne conseguono: settimane vissute male, con dolore e ansia perché l'allattamento non è partito bene.

In questo modo le mamme non conosceranno mai cosa è veramente l'allattamento e il loro ricordo di questa esperienza resterà chiaramente limitato a un qualcosa di brutto, preoccupante, tutt'altro che semplice. Inoltre spesso le donne pensano di esser state loro la causa del problema, come se l'esito negativo dell'allattamento fosse già scritto, e molte volte si aspettano le stesse difficoltà con il figlio successivo, magari perché hanno detto loro che la colpa è il loro seno, o il loro capezzolo, o che l'allattamento è **sempre** così problematico per tutte le neomamme.

Vediamo allora come partire bene per proseguire meglio. La prima cosa da fare è assicurarti di essere **comoda** quando ti appresti ad allattare. Quello che vedo di solito è una mamma appoggiata sul bordo di una sedia o sul bordo del letto, o con la schiena tutta piegata in avanti, tutt'altro che comoda!

PUNTO CHIAVE n. 14: mettiti comoda! Se sei scomoda, probabilmente anche il bambino lo sarà e avrà difficoltà ad attaccarsi bene.

I primi giorni le poppate sono una sorta di addestramento, di *training* da cui partire bene per imparare da subito a fare le cose nel modo corretto, in modo da proseguire poi con soddisfazione e senza intoppi. Allattare è qualcosa che si può fare ovunque, anche in piedi mentre si fa la fila alla cassa del supermercato, ma ora hai appena partorito e sia te che il tuo bambino avete bisogno di tempo per prendere confidenza con l'allattamento.

Nei primi giorni, in particolare se sei in ospedale, potresti non riuscire a trovare facilmente una posizione comoda. Se c'è una poltroncina in stanza, è di solito il posto migliore per sederti. La schiena deve essere ben appoggiata: se ti accorgi di essere in tensione, piegata in avanti, o storta, correggi la posizione, e mettiti piuttosto con la schiena abbastanza indietro, ben appoggiata sullo schienale.

I primissimi giorni purtroppo è molto comune che stare seduta comporti qualche disagio. Molte mamme non stanno comode neanche sedute sul letto, poiché in tal modo non possono rilassare contemporaneamente sia la schiena che le gambe (o ti appoggi allo schienale o metti i piedi a terra, cosa che puoi fare più facilmente su un divano, una poltrona o una sedia comoda). Cerca quindi una seduta dove ti senta ben comoda e rilassata. Aiutati con molti cuscini di varie dimensioni e spessori. Alcune mamme hanno un giovamento con l'uso di una ciambella o un cuscino morbido anche sotto il sedere, se hanno ematomi, sentono dolore o i punti tirano quando si siedono. Potrebbe essere utile un cuscino dietro la testa e/o i reni, il bracciolo o altri cuscini per appoggiare il gomito, uno sgabello o un rialzo qualsiasi sotto i piedi (se l'altezza della seduta non ti permette di appoggiare bene i piedi per terra).

Quindi, quando sei seduta, chiudi gli occhi un attimo e prova a **sentire** se sei comoda, se la schiena è ben sostenuta e rilassata, le spalle non in tensione, le gambe e i piedi ben appoggiati. Prendi ora o fatti porgere il tuo bambino. Se possibile spoglialo prima, o lasciagli addosso meno vestiti possibile.

Il neonato ha uno scarso tono muscolare e ha bisogno di una presa molto salda e decisa, e se ha anche molti vestiti – tipicamente tutti troppo larghi – sarà più difficile controllarne il corpo e la posizione. Se hai paura che prenda freddo, puoi coprirlo, subito dopo averlo attaccato, con un lenzuolino o una copertina.

C'è un altro motivo per cui il piccolo dovrebbe essere il meno vestito possibile, così come anche tu: il contatto pelle a pelle è il modo più semplice per far orientare il bambino verso il tuo seno. Ora che hai il neonato tra le tue braccia, orientalo in modo che sia con il suo pancino verso la tua pancia. Deve avere cioè **la testa in asse con schiena e sederino**.

Se fosse nudo, **non** vedresti il suo pancino e l'ombelico, perché sono contro il tuo torace. Vedi piuttosto l'orecchio, la spalla e il fianco. Per semplificare il concetto, immagina come mangi tu: tieni il piatto davanti e la tua testa è in linea con la tua schiena eretta. Non mangi certo col piatto di fianco a te così da costringerti a tenere la testa voltata di lato. Quindi anche il bambino **non deve avere la testa voltata di lato**.

La presa di transizione
Se hai difficoltà a posizionare il bimbo al seno i primi giorni, di solito è per via della sua mancanza di capacità di tenere la testa e il collo eretti per più di pochi secondi, e spesso anche per l'impiccio che danno i vestiti. Molte mamme inoltre hanno poca pratica a **maneggiare** un neonato o sono naturalmente un po' impacciate per via dell'inesperienza (tranquilla, diventerai bravissima alla velocità della luce!).

Puoi aiutarti quindi con questa presa alternativa. Prendi il bambino con il braccio **opposto** a quello del seno dove vuoi attaccarlo. L'avambraccio sorregge la sua schiena, il palmo della tua mano è tra le sue scapole, e le dita della tua mano sono intorno

al suo collo (il pollice da un lato, le altre dita dall'altro), un po'
come la tua testa è sostenuta intorno al collo dal poggiatesta
quando ti fai lo shampoo dal parrucchiere. In questo modo hai il
controllo di tutto il suo tronco e puoi posizionarlo in modo più
preciso e veloce al seno. Fai attenzione che le tue dita finiscano
dietro le sue orecchie e non siano sulle sue guance, altrimenti
attiverai il riflesso di ricerca (*rooting*).

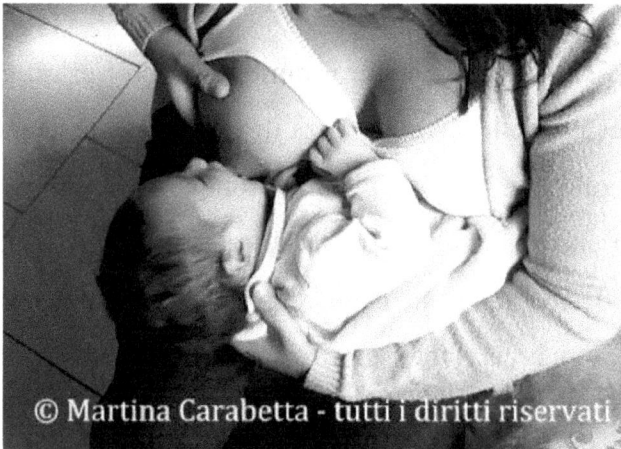

La presa di transizione

Attenzione che le dita o il palmo della mano non siano dietro la
testa del piccolo! Molti bambini che sono stati spinti dalla nuca
verso il seno, attivano un riflesso di **difesa** che gli fa fare

esattamente il movimento contrario, cioè scattano con la testa all'indietro!

La presa di transizione è utilissima **con i neonati e per l'attacco**, quindi non devi tenerla obbligatoriamente per tutta la poppata (non a caso si chiama di transizione): quando senti che il bambino è ben ancorato al seno e non c'è più bisogno del sostegno del tuo avambraccio, fai scivolare l'altro braccio sotto al seno dove allatti finché la mano arriva alla schiena del piccolo, e quindi togli il braccio della presa.

La posizione tradizionale (a culla)

Nella posizione tradizionale – quella che vediamo tipicamente anche nelle immagini di donne che allattano – il bambino è sostenuto dal braccio dello stesso lato del seno. Per esempio, se stai dando il seno sinistro, la testa del piccolo è sull'avambraccio sinistro, e se occorre sorreggi il seno con la mano destra. I piedini del bimbo sono quindi verso il fianco opposto a quello dove allatterai.

In particolare con un bimbo molto piccolo, potrebbe essere utile accavallare una gamba o un cuscino da mettere in grembo, per alzare il piccino all'altezza del seno. Infatti, **è il bambino che va portato al seno**, e non il seno a dover essere portato al bambino. Molte neomamme si lamentano del mal di schiena o spalle, o hanno contratture. Questo di solito è dovuto alla postura errata, ma allattare non prevede che tu debba ricorrere a un ortopedico. Ricorda che la tua schiena deve essere ben rilassata, comoda e sostenuta, e se sei piegata verso il piccolo non lo è affatto.

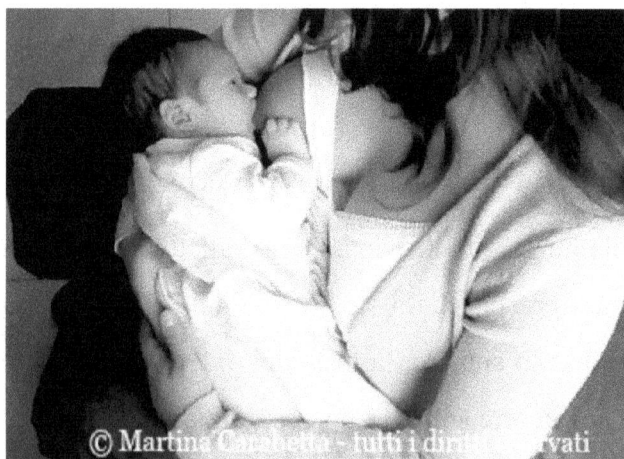

La posizione tradizionale o a culla

Una volta che il bambino è ben posizionato, puoi lasciarti andare indietro con la schiena, adagiandoti su dei cuscini, più o meno con l'inclinazione che avresti se fossi semidistesa in una sdraio. In quel modo puoi rilasciare tutta la muscolatura della schiena, e non devi nemmeno fare una particolare fatica a sostenere il bambino perché, una volta che ti sei adagiata indietro, lui è appoggiato abbastanza "sopra" di te

PUNTO CHIAVE n. 15: è il *bambino* che deve essere portato al seno, e non il seno al bambino. Il bambino deve aprire bene la bocca e non prendere la punta del capezzolo.

La presa da rugby

Vi sono mamme che allattano per anni e non hanno bisogno di conoscere tutto il **kamasutra** dell'allattamento. Posizione e attacco vengono bene da sé, l'allattamento parte subito bene, e tutto il resto arriva spontaneamente. Per altre mamme o situazioni può essere necessario un aiuto supplementare o delle strategie particolari per risolvere piccoli o grandi problemi.

La presa da rugby può essere utile nei casi in cui il bambino rifiuta un seno nella posizione tradizionale (vedi anche i paragrafi sul bimbo che non si attacca e sullo sciopero nel capitolo 5). Una situazione del genere va riportata al pediatra, perché se è appena nato può indicare una frattura **a legno verde** della clavicola, una contrattura dovuta al parto, o altri problemi di questo genere; se invece è più grande può segnalare un'otite, o un fastidio del bambino a quel lato del corpo.

La presa da rugby può essere utile se hai dolore al capezzolo o in presenza di ragadi, perché permette di sollecitare punti diversi da quelli già lesionati, o ingorghi/mastite, perché aiuta a drenare meglio altri quadranti del seno, come vedremo meglio nel capitolo 5.

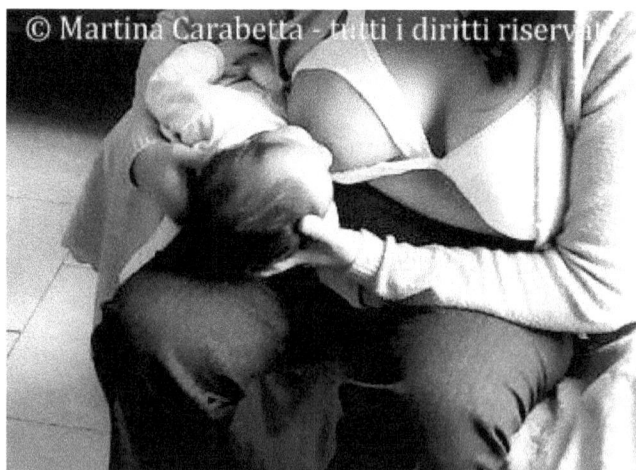

La presa da rugby o sottobraccio

Il bambino viene preso col braccio come se fosse nella presa di transizione, ma il seno è quello **dello stesso lato del braccio**. Il piccolo si trova quindi sdraiato di fianco, con le gambine verso la schiena della mamma e il tronco intorno al suo fianco; la testolina è davanti al seno, col mento verso l'ascella. Quindi userai il braccio dello stesso fianco/seno, per sorreggere la schiena del piccolo, e il suo collo. La mano è posizionata fra le spalle e dietro la nuca, come nella presa di transizione.

La seconda chiave del successo: l'attacco

Dopo esserti messa ben comoda e aver posizionato anche il bambino comodamente, la seconda chiave del successo è l'attacco. Ogni bambino sa bene cosa fare, ma abbiamo visto nelle pagine precedenti che spesso le azioni fatte nel periodo intorno al parto e alla nascita possono interferire con i suoi riflessi e istinti.

Tra i riflessi presenti alla nascita, ve ne sono in particolare tre essenziali per l'allattamento:

- il riflesso di ricerca (*rooting*);
- il riflesso di suzione;
- il riflesso di deglutizione.

Grazie al **riflesso di ricerca** (*rooting*), **quando il bambino si sente toccato sulla guancia e vicino alla bocca, si gira automaticamente da quel lato**. Se conosciamo bene questo riflesso, possiamo aiutare il bambino ad attaccarsi ed evitare motivi di confusione.

Per esempio, io odio quelle tutine con i colletti ampi che tipicamente si alzano quando mettiamo i pupi al seno, e vanno esattamente sulle guance o vicino alla loro bocca. Se sei alle prese con un bimbo che gira la testa spasmodicamente da tutte le parti, la prima cosa da fare è controllare che niente gli tocchi la faccia. Oltre al colletto o altri accessori di vestiario (rigirate il colletto dentro il collo o, se ne avete il tempo, fermatelo con due punti in modo che non si alzi più), potresti essere tu senza rendertene conto, mettendo per esempio le tue dita sulle sue guance.

Il bambino va sostenuto dal collo e dalla schiena (è anche un sostegno molto più efficace!) e non dalle guance o dalla testa. Se il piccolo sembra confuso o poco interessato, spesso è molto efficace aiutarlo ad attivare il riflesso di *rooting* sfiorando la guancia vicino alle labbra.

Il **riflesso di suzione** è quello grazie al quale il **bambino inizia i movimenti della suzione quando sente qualcosa che tocca in profondità all'interno della bocca.** Il qualcosa previsto dalla Natura chiaramente è il seno della sua mamma.

Questo ci insegna che qualsiasi cosa noi mettiamo in bocca al pupo, esso attiva il riflesso di suzione, ma non è detto che sia adeguato come il seno materno, o che sia la risposta giusta in quel momento a ciò che sta chiedendo il bambino. Il piccolo lì per lì sta comunque buono, perché soddisfa una sua necessità primordiale, la necessità di suzione, ma a lungo andare avrà delle **carenze**, perché per esempio con un succhiotto l'istinto di suzione è placato, ma non avrà né latte nello stomaco, né relazione con la mamma, né tutto il resto che riceve quando sta al seno (vedete su questo anche il paragrafo sull'allattamento esclusivo nel capitolo 4).

Il **riflesso di deglutizione si attiva quando il bambino ha la bocca piena di latte**. È importante conoscere questo riflesso per capire quanto è importante che la suzione sia efficace, e quindi che il bambino sia in grado di riempirsi bene la bocca di latte.

Capiamo anche come influisce sulla deglutizione il flusso del latte dal seno.

Un bambino attaccato male deglutisce poco perché non riesce a riempire bene la bocca, non perché la mamma – come spesso si sente dire – ha poco latte. Se la produzione non si è ancora assestata, questo non è **il problema** ma il **risultato** del cattivo attacco.

Torniamo quindi al nostro pupo che è finalmente in braccio alla sua mamma. Entrambi siete comodi e lui è posizionato correttamente al seno.

Il suo corpo è **pancia contro pancia** e la testa è in linea con collo e schiena fino al sederino (cioè non è in torsione). È ben accostato al tuo corpo, quindi il pancino probabilmente ti tocca. Se è troppo distante dal tuo corpo, non potrà attaccarsi bene al seno. La bocca è all'altezza del tuo seno, meglio se il labbro superiore punta verso il capezzolo, cioè che il capezzolo sia leggermente puntato **verso l'alto** e non verso il centro della bocca del piccolo.

È molto importante che il bambino sia all'altezza giusta rispetto al seno. Spesso alle mamme viene detto che la testa del piccolo deve stare nell'incavo del gomito (se in posizione a culla): di solito questo non è il punto corretto perché il tal modo avremo la bocca del bambino non davanti al capezzolo ma semmai verso l'ascella, e tu sarai costretta a piegarti per far arrivare il capezzolo al pupo. Ma abbiamo detto che è il bimbo a dover essere portato al seno, e non il contrario. Quindi è molto meglio **mettere la testa del bambino sull'avambraccio**, in modo che si trovi **esattamente con la bocca all'altezza giusta, cioè davanti al capezzolo**. Anzi, col **labbro superiore** davanti al capezzolo.

Quando il bambino si trova nella posizione giusta e al momento giusto, attiverà il riflesso per cui spalanca la bocca e si attacca al seno. Non è un caso che ora io abbia scritto seno e non capezzolo. Infatti **il bambino deve prendere il seno e non il capezzolo**. Per fare ciò, il bambino deve aprire bene la bocca.

Se il bambino non apre bene la bocca, prenderà ovviamente una porzione più piccola di seno se non il solo capezzolo. Se accade questo vi sono diverse conseguenze (a volte una sola, a volte tutte insieme!) che discuteremo in modo più approfondito nel paragrafo seguente e nel capitolo 5:

- il bambino perde in continuazione il seno dalla bocca;
- la mamma sente un male tremendo o le vengono ragadi, ingorghi, e altre piacevolezze del genere;
- il bambino non riesce a prendere bene il latte, quindi si addormenta subito al seno, o si stacca arrabbiato, o non cresce abbastanza.

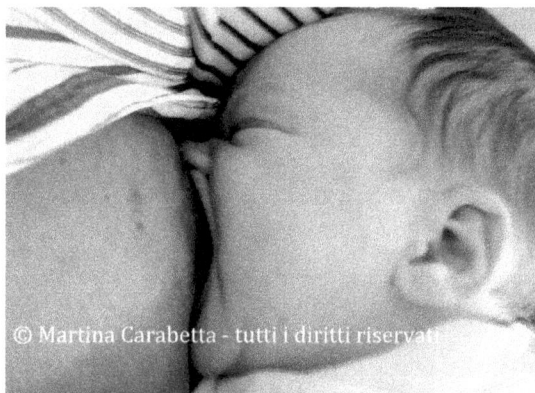

Guarda quanto è aperta questa bocca!

Le prime poppate sono pertanto essenziali anche per insegnare *da* **subito** al tuo bambino ad aprire bene la bocca, e a te mamma a riconoscere l'apertura corretta: una sorta di *imprinting* che permetterà di far partire bene l'allattamento ed evitare tante difficoltà.

Il neonato apre bene la bocca ma non può tenerla così spalancata per tanto tempo, quindi in questa fase può essere vitale la **velocità**: devi essere già pronta per dargli subito il seno, altrimenti il piccolo si stanca e richiude la bocca oppure s'innervosisce perché non arriva il seno che sta cercando. Ricordiamoci che stiamo parlando delle prime poppate e dei giorni in cui entrambi state imparando.

Il tuo neonato non ha le competenze e il tono muscolare di un bimbo anche solo di sette o dodici settimane, quindi non riesce a fare ancora cose che potrà invece fare anche solo tra un mese. Può capitare che si stanchi facilmente, o che siano necessari diversi tentativi prima che entrambi capiate cosa fare. Per questo motivo è importante offrire il seno appena mostra i primi segnali di fame (come vedremo meglio nel capitolo 4) e non quando è già troppo affamato e poco disposto a fare esercitazioni.

Aiuto, le ragadi!

Ora che abbiamo appreso come mettere correttamente il pupo al seno, veniamo a uno degli spauracchi principali delle future e neomamme: le ragadi (e dolori al capezzolo).

Cosa sono le ragadi? Vi sono descrizioni più o meno dettagliate nella letteratura medica o per mamme, e persone che definiscono ragadi solo una cosa invece che un'altra. Se leggo sul dizionario apprendo che per **ragade** si intende genericamente una **lesione della pelle e delle mucose**. Le ragadi quindi non vengono solo ai capezzoli, e possono essere lesioni di vario genere. Non ti concentrare sull'aspetto, forma o localizzazione delle lesioni che dovessi avere sul seno; potresti anche sentire un gran male e non vedere nulla. Queste disquisizioni servono semmai a noi **tecnici** per aiutarti.

Se senti male, corri **sempre** ai ripari! Il dolore non è mai un segnale normale. Col primo figlio, può essere accettabile che tu senta un pochino di fastidio nei primi due o tre giorni. Infatti in noi donne occidentali la pelle non è abituata ad alcuna frizione anche leggera con niente più che cotone o tessuti di quel tipo. Ma

se il fastidio è acuto e prosegue oltre il secondo o al massimo terzo giorno, è fortemente consigliato verificare una poppata per essere sicura che posizione, attacco e suzione siano corretti.

Se il fastidio non è fastidio ma **dolore**, do per scontato che **qualcosa debba essere controllato o corretto** anche se è solo il primo giorno. La tua vicina o collega che ha tre figli potrebbe raccontarti che lei ha sentito male a ogni figlio, e che tutte le volte il dolore è passato da solo, o grazie a un qualcosa che ha messo sul seno. A volte succede che mamma e bimbo si correggano spontaneamente da soli senza aiuti esterni e, non rendendosi conto di come ciò sia successo, si pensa che la soluzione sia dovuta al trascorrere del tempo. Se in quel periodo invece la mamma ha messo qualcosa sul seno, ecco che tende a pensare che la risoluzione del dolore è dovuta a quello che ha applicato sul capezzolo. In realtà è molto probabile che lei e il piccolo abbiano corretto la posizione e l'attacco, ma nessuno glielo ha fatto notare. Spesso purtroppo questa correzione spontanea non avviene e il dolore diventa insopportabile, o le ragadi portano altre complicazioni, come la mastite. Non aspettare allora passivamente sperando che il dolore passi da sé!

Purtroppo oggigiorno dolori al seno, ai capezzoli e/o le ragadi sono diventati così **comuni**, da essere considerati normali. Ma frequente non significa necessario o normale. Quando il corpo ci manda il segnale del dolore, è perché ci sta dicendo che dobbiamo prestare attenzione a quella parte del corpo perché (con l'eccezione del travaglio di parto) c'è qualcosa che non va e che è necessario correggere per evitare danni più gravi. Perché mai il seno dovrebbe fare eccezione e l'allattamento essere insopportabile per chi deve farlo tante volte al giorno?

Dato però che i problemi all'avvio nei primi giorni di allattamento sono diventati così **frequenti**, vi sono tantissime donne, e anche operatori della salute, che dicono che è normale sentire male nei primi giorni in cui si allatta. Spesso si dà la colpa alla voracità del bambino, e al tempo che sta al seno: da qui nascono le indicazioni di dare il seno solo per un certo numero ridotto di minuti (cosa facevano le donne quando non esistevano gli orologi?) Altri dicono che il dolore è un male necessario e l'unica cosa da fare è aspettare pazientemente che passi. Se la mamma si lamenta eccessivamente, a volte viene accusata di avere una soglia del dolore troppo bassa, di non essere abbastanza motivata ad allattare o a fare sacrifici per i suoi figli!

A volta si dà la colpa alla delicatezza della pelle, con tutta una serie di miti sul colore della pelle più o meno soggetta a lesionarsi: tutte distinzioni infondate. Spesso si suggerisce di mettere qualcosa sul seno che avrà il potere di prevenire o di far passare le ragadi. I rimedi possono essere i più disparati e fantasiosi, e comprendono, oltre a disinfettanti (cosiddetti "topici") e a farmaci cicatrizzanti della pelle, anche cose come la ricotta, il quark, le conchiglie di mare, i gusci di noce e altro. Se teniamo sempre ben presente la **causa** del dolore e delle ragadi, ci rendiamo conto che qualsiasi cosa mettiamo sul seno, anche se non dannoso, è al massimo un palliativo molto provvisorio, **perché non risolve il problema alla fonte.**

Questi pseudo-consigli quindi sono veramente deleteri. Infatti non solo diffondono l'idea che allattare sia spiacevole, doloroso e non ci sia nulla da fare per renderlo più gradevole, ma soprattutto ignorano e **distolgono l'attenzione dalle reali cause dei problemi e fanno sì che la mamma non cerchi di risolverli.** Diffida ed evita chi ti dice di sopportare stoicamente il dolore, piuttosto cerca subito senza indugiare un aiuto competente. Purtroppo saper valutare posizionamento e attacco è un'arte molto raffinata e sono poche le persone formate ed esperte in questo campo. Non accontentarti di chi nonostante tu senta dolore, dichiara dopo un'occhiata che tuo figlio "è bene attaccato" o "succhia bene", e non demordere se non riesci a trovare un aiuto competente al primo tentativo. Nel capitolo 5 parlerò della risoluzione delle difficoltà più comuni.

Quindi dolori e ragadi i primi giorni dopo il parto **non** sono dovuti a:

- qualcosa che non hai fatto in gravidanza (come già detto nel capitolo 2);
- qualcosa che non va nel tuo tipo di pelle o capezzolo;
- un bambino **vorace**;
- poppate troppo frequenti o troppo lunghe;
- le tue reazioni psicosomatiche;
- la tua impazienza prima che si formi un presunto **callo** o qualcosa del genere;
- la tua mancanza di **motivazione**.

È piuttosto probabile che, dolori e ragadi nei primi giorni di allattamento, siano dovuti a:

- qualcosa che va corretto nel posizionamento del bambino al seno;

- qualcosa che deve essere corretto nell'attacco al seno;

- qualcosa che va corretto nella suzione;

- molto più raramente a motivi anatomici (per esempio se il bambino ha il frenulo linguale corto o altre cause fisiche) o affezioni della pelle (per esempio: candida).

Aspettare non risolve il problema, ma semmai rischia di peggiorarlo perché:

- se il problema è nel posizionamento e nell'attacco, il tuo bambino può prendere delle cattive abitudini, per esempio nel modo in cui apre la bocca o mette la lingua;

- più tempo passa più potrebbe essere necessario tempo e lavoro per riabituare il bambino a poppare correttamente;

- se il dolore o le ragadi peggiorano, potrebbe diventare impossibile o molto difficile continuare ad allattare;

- se il bambino poppa male potrebbe non prendere latte a sufficienza, quindi non crescere abbastanza;

- se il bambino non poppa bene, il seno non viene drenato correttamente e quindi potrebbe ridurre la produzione e calibrare male;
- se il tuo seno non viene drenato bene, e il latte ristagna nel seno, possono insorgere ingorghi o mastiti.

Per questi motivi, che ho esemplificato al massimo, è evidente che non abbia senso tenerti i dolori e stringere i denti, magari spalmando cose poco consigliabili sui capezzoli, col rischio di peggiorare le cose, ma piuttosto è urgente cercare subito aiuto per identificare e risolvere le cause.

D'altro canto, se oggi camminando ti accorgi che ti fa male una caviglia, che fai? Cerchi di capire perché, o piuttosto continui a camminarci sopra fino a quando il dolore sale fino al ginocchio o finché non riesci più a fare un passo? Ricorda che risolvere il dolore o le ragadi **non serve solo a te, ma anche al tuo bambino,** perché se allattare è doloroso, è molto probabile che lui stia facendo molta fatica a estrarre il latte dal seno, e anche faticando potrebbe non riuscire a drenarlo bene e mangiare a sufficienza, come vedremo meglio nel capitolo 5.

PUNTO CHIAVE n. 16: se si sente dolore, correre ai ripari! Il dolore non è mai un segnale normale in allattamento, e prima si individua il problema, prima si risolve.

Il primo giorno col tuo bambino

Dopo la prima poppata subito dopo il parto, può essere che tu e/o il tuo bambino vogliate riposare. Il travaglio e il parto sono un lavoro impegnativo sia a livello fisico (per entrambi!) che mentale. Tenere il piccolo nel letto o, se non è possibile, accanto al letto, è il modo migliore per riposare meglio e rispondere tempestivamente ai suoi segnali.

Se hai avuto un cesareo o un parto difficile può essere estremamente utile avere una persona accanto a te che ti aiuti per le necessità pratiche (se hai sete, fame, bisogno di qualcosa) e soprattutto per porgerti il neonato appena mostra di volere la sua mamma.

Il primo e secondo giorno il seno produce il colostro, di cui ho già parlato, quindi fino a che non arriva la montata, il seno è ancora ben morbido e si adatta bene alla bocca del bambino, per dare modo sia a lui che a te di **fare pratica**. Non c'è motivo di avere timore a offrire il seno molto spesso, o far stare il piccolo attaccato anche molto a lungo. Il primo giorno spesso i neonati hanno parecchio sonno e tanta voglia di stare addosso alla mamma, per essere accompagnati più dolcemente nel nuovo mondo che li aspetta.

Dobbiamo sempre ricordarci che l'ambientamento alla vita fuori dall'utero richiede un superlavoro di adattamento veramente straordinario e a tutti i livelli a ogni neonato, dato che deve iniziare a regolare autonomamente la sua temperatura, respirare aria coi polmoni, poppare. Comincia inoltre a essere colonizzato dai germi e a far lavorare il sistema immunitario, inizia il processo digestivo e l'evacuazione, cioè il lavoro di stomaco, intestino e reni; viene poi investito da mille stimoli sensoriali molto più forti, per non dire aggressivi, rispetto a quelli mediati e addolciti dal liquido amniotico e dall'utero.

Il contatto, l'allattare e la non separazione con la mamma lo aiuta enormemente e **accompagna e facilita ognuna di queste funzioni fisiologiche**.

Nessuna incubatrice è efficace come te. È stato dimostrato che la temperatura della zona dei seni di una donna che ha appena partorito è diversa da quella del resto del corpo (per cui se vuoi misurarti la febbre non lo fare sotto l'ascella!), perché fa da regolatore termico per il neonato: se il bambino si raffredda, la temperatura del torace della mamma si alza finché il piccolo non ristabilisce la temperatura normale, e quindi scende. Se invece per qualsiasi motivo il bambino si sta scaldando troppo, la temperatura del torace della mamma scende per aiutarlo a ritornare alla temperatura fisiologica. La velocità con cui la mamma risponde alle necessità del bambino è incredibilmente efficiente, molto più di una moderna incubatrice, come ha dimostrato il prof. Nils Bergman, padre del cosiddetto **metodo canguro**, che viene usato con i neonati prematuri anche di basso peso.

Il colostro, di cui ho già parlato nel capitolo 1, è estremamente concentrato perché il bambino inizia a poter dilatare lo stomaco dopo il terzo giorno e molto gradualmente, quindi prende ciò che gli serve in un volume minimo. Il colostro è anche lassativo, così da aiutarlo a evacuare il meconio, quella cacca un po' particolare, nero-verdastra, vischiosa e appiccicosa, che si è formata nell'intestino durante la gravidanza. Se il bambino quindi prende poco colostro, può avere difficoltà a eliminare il meconio, attraverso il quale elimina anche l'eccesso di bilirubina, un prodotto di scarto del fegato. Se la bilirubina si accumula nell'intestino senza essere eliminata, alla fine viene riassorbita innalzando il livello nel sangue del piccolo e provocando l'ittero. In una certa misura l'ittero è comunemente chiamato **fisiologico**, perché entro un certo limite questo eccesso di bilirubina è normale, se però se ne accumula troppo può diventare pericoloso per il bambino. Spesso un ittero che sale eccessivamente è un sintomo del fatto che il bambino non si sta nutrendo abbastanza. Prima di preoccuparci di un livello che il tuo bambino sicuramente non raggiungerà mai neanche lontanamente (il neonatologo lo controlla tutti i giorni e se ce n'è bisogno anche più volte al giorno), piuttosto io mi preoccupo dell'effetto **sonnifero** che l'ittero ha sul pupo, che dorme troppo e di conseguenza mangia poco, entrando così in un circolo vizioso.

Dal 2° al 6° giorno

Se il primo giorno il neonato è stato molto sonnolento, il giorno successivo dovrebbe essere più vispo e reattivo. Oggi il tuo bambino dovrebbe fare sicuramente molte poppate, come minimo otto, e **non c'è un limite massimo**. Di solito un bimbo appena nato fa poppate piuttosto lunghe, con diverse pause. Questo è piuttosto normale e anche comprensibile: sta imparando! In realtà, state imparando insieme. Allattare è una relazione, e anche nell'atto stesso che compiono, sia la mamma sia il bambino, devono fare una serie di azioni, che non hanno mai fatto prima.

Allattare è stato descritto come una danza a due: quando si impara a ballare si va per tentativi, si affina l'orecchio, si impara la sintonia tra i due ballerini. È così anche tra mamma e piccolo: datti tempo e pazienza se ti senti un po' goffa e insicura, è normale.

L'indicazione di interrompere la poppata dopo 5, 7 o 10 minuti – a seconda del tuo interlocutore – non ha alcun senso, nonostante ti venga ripetuto da più parti. Non scongiura le ragadi, come già accennato nel paragrafo precedente e come rivedremo nel prossimo capitolo. Non rispetta le esigenze del bimbo, né i suoi tempi. Prenditi quindi tutto il tempo che ti serve per allattare e lasciare il bambino al seno: lo hai aspettato nove mesi, finalmente è lì tra le tue braccia, goditelo!

PUNTO CHIAVE n. 17: il posto migliore dove può stare un neonato è tra le braccia e al seno della sua mamma, dove può ambientarsi meglio fuori dall'utero, e fare pratica di allattamento.

Vi sono diversi indicatori che ti possono dire se l'allattamento sta partendo bene. Il primo parametro è il **calo fisiologico**, solitamente comunicato durante il controllo pediatrico o scritto sul libretto del bambino. Questa diminuzione di peso è, come dice il suo stesso nome, normalissima, perché il neonato in utero aveva dei liquidi che gli servivano in quell'ambiente e che ora non gli servono più. Un bambino perde di solito diversi etti, e un calo fisiologico **fino al 7% del suo peso alla nascita** è considerato per l'appunto normale.

Un calo **tra il 7% e il 10%** può anche essere normale, a seconda delle situazioni, ma ti dice che l'allattamento va controllato con attenzione: potrebbe essere che il bambino ancora non abbia imparato a prendere efficacemente il colostro dal seno. Un calo fisiologico **superiore al 10%** generalmente richiede un immediato intervento di verifica e correzione della gestione dell'allattamento.

Un secondo parametro sono le evacuazioni. Appena nato il piccolo espelle più volte il **meconio.** È importante che il piccolo elimini il meconio, perché è il suo modo di rimuovere la bilirubina ed evitare che l'ittero salga eccessivamente (come già detto sopra). Il colostro ha appunto anche questa importante funzione.

Se quindi al piccolo sta salendo l'ittero, questo parametro ci dice che probabilmente dobbiamo andare a controllare che l'allattamento sia stato avviato bene. Potrebbe essere, infatti, che non si sia attaccato a sufficienza, o che la suzione non sia efficace o corretta.

A casa!

In caso di parto in ospedale senza complicazioni, attualmente nella maggior parte degli ospedali si viene dimesse dopo 48 o 72 ore dal parto, un giorno in più in caso di cesareo.

L'arrivo a casa è un altro momento importante dopo il parto. Molte mamme in ospedale si sono sentite protette, altre invece non si sentono a proprio agio e non vedono l'ora di tornare nel proprio ambiente familiare. Sta di fatto che il rientro a casa per alcune mamme è un altro momento che richiede adattamento e sostegno.

La situazione ottimale è quella in cui puoi contare su un aiuto in casa, in modo che tu possa dedicarti a te stessa e al bambino. Tutte le culture tradizionali prevedevano un periodo in cui la puerpera era considerata in un momento molto speciale, e veniva accudita con mille attenzioni. In Italia in molte regioni esisteva quella che veniva chiamata la **quarantena**. In questo periodo si diceva che la neomamma non potesse uscire di casa, non potesse toccare l'acqua, dovesse mangiare cibi speciali (per esempio il rinomato brodo di pollo).

In realtà non ci sono motivi sanitari per cui sia vietato uscire di casa con un neonato sano nato a termine, ma questi divieti sociali tradizionali avevano lo scopo di assicurare alla puerpera un periodo di tranquillità, in cui potesse alimentarsi meglio rispetto a quanto facesse normalmente, e in cui non dovesse occuparsi delle attività fuori casa; cose che noi oggi abbiamo dimenticato, sono state normali per le donne di molte generazioni: andare a lavare i panni al fiume, prendere l'acqua alla fonte magari distante qualche chilometro, dedicarsi agli animali, all'orto, agli altri numerosi figli, e via dicendo. Tutte le attività che erano vietate alla puerpera venivano svolte dalle altre donne della famiglia. In questo modo la neomamma poteva riposare e dedicarsi al neonato e a se stessa. Naturalmente noi oggi abbiamo l'acqua corrente direttamente in casa e così non abbiamo alcun motivo per non doverci lavare, ma resta certo molto importante l'aiuto in casa.

Molte neomamme non tornano a casa propria ma vanno per un certo periodo a casa della propria mamma, altre invece le chiedono di trasferirsi da loro per un po'. Credo che ogni famiglia sia una realtà diversa dalle altre, e non si possano dare ricette valide per tutti. Penso però che ogni neomamma e neopapà abbia bisogno di tempo da dedicare alla nuova famiglia, di attenzione, delicatezza, privacy, quindi ritengo che in via generale di solito sia meglio che la neomamma torni se possibile nel suo ambiente o, se questo non è possibile, nell'ambiente dove si sente più a suo agio e libera di fare come vuole. Valuta con attenzione e serenità, possibilmente durante la gravidanza, la soluzione migliore per la tua famiglia. Tu e il tuo compagno dovreste avere la possibilità di stare da soli col vostro bambino, senza avere sempre qualcun altro intorno, seppure si tratti dei parenti più stretti e amati. Se la nonna si trasferisce a casa vostra, devi essere stata tu in piena libertà a chiamarla, e non deve essere stata un'iniziativa della nonna, che hai accettato solo per amor di pace.

Vi sono neomamme che desiderano un aiuto familiare con sé, come la propria mamma, la sorella, una cara amica, la suocera. Altre invece desiderano fortemente concentrarsi su se stesse e il neonato, e preferiscono gestire autonomamente il proprio tempo. È importante a mio parere imparare a far rispettare i propri spazi e le proprie competenze di neogenitore seppure inesperto. Questo è particolarmente importante per l'allattamento, dato che le nonne – che sono state a loro volta neomamme trenta o quaranta anni fa – spesso hanno allattato poco o a orari rigidi, come era in voga all'epoca, e possono avere idee o pregiudizi molto forti sulla gestione dell'allattamento. Potresti sentirti particolarmente sensibile ai consigli e alle critiche, per cui se chi hai vicino ha idee molto diverse dalle tue sull'allattamento, possono crearsi momenti di tensione, ansia o confusione su cosa fare. Conosco nonne deliziose, molto discrete e di grandissimo aiuto per le figlie o nuore, e conosco donne che all'idea che stia per arrivare la loro mamma o la zia entrano nel panico. Ricorda che in questi momenti non puoi preoccuparti tu delle altre persone, ma dovrebbero essere i tuoi amici o parenti ad aiutare te.

Se sai che far venire parenti o amici a casa vostra significa che dovrai preoccuparti tu di loro o di cose che altrimenti avresti ignorato (la polvere, la cena…), o che sarai meno libera di dedicarti al neonato come e quanto ti piacerebbe, informa gli aspiranti ospiti con decisione e gentilezza che quel giorno ti sei organizzata diversamente, o che hai bisogno di riposare e preferisci che vengano un altro giorno o in un altro orario. Vi saranno molti altri momenti in cui potrai farli sentire utili e apprezzati. Il neopapà può aiutarti molto a fare da **interfaccia** con gli ospiti!

RIEPILOGO DEL CAPITOLO 3:

- PUNTO CHIAVE n. 13: poter attaccare il neonato al seno il prima possibile è il primo passo per partire col piede giusto.

- PUNTO CHIAVE n. 14: mettiti comoda! Se sei scomoda, probabilmente anche il bambino lo sarà e avrà difficoltà ad attaccarsi bene.

- PUNTO CHIAVE n. 15: è il *bambino* che deve essere portato al seno, e non il seno al bambino Il bambino deve aprire bene la bocca e non prendere la punta del capezzolo.

- PUNTO CHIAVE n. 16: se si sente dolore, correre ai ripari! Il dolore non è mai un segnale normale in allattamento, e prima si individua il problema, prima si risolve.

- PUNTO CHIAVE n. 17: il posto migliore dove può stare un neonato è tra le braccia e al seno della sua mamma, dove può ambientarsi meglio fuori dall'utero, e fare pratica di allattamento.

CAPITOLO 4:

Come gestire l'allattamento quotidianamente

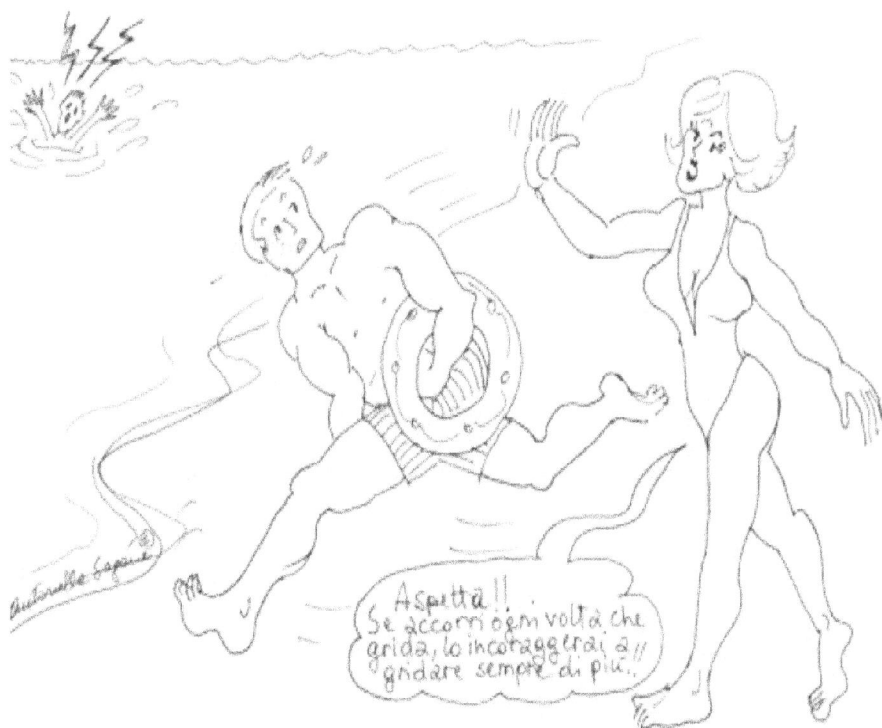

Le "regole" per allattare

Avere un bambino, e più di ogni altra cosa il primo, è una specie di salto nel buio. Per quanto tu ti sia preparata, in realtà niente potrà darti **prima** la misura reale di come cambierà la tua vita nello spazio delle poche ore che ti separano dallo stato di gravidanza avanzata a quello di neomamma (e, per il tuo compagno, di neopapà).

Allattare non è solo il modo perfetto per alimentare i bambini. Per molte settimane sarà la modalità normale, quotidiana di interagire con tuo figlio, la risposta semplice e immediata che soddisfa la maggior parte delle sue esigenze. E (ultimo, ma non per importanza) sarà uno dei trucchi e delle armi più formidabili a tua disposizione per **aiutarti** nella nuova vita col piccolo.

Allattare ti offre innumerevoli **effetti collaterali positivi** per la salute tua e del tuo bambino **senza** dover fare niente in particolare o di più, anzi permettendoti di riposare, fare una pausa, evitare lavoro extra in casa o dover andare a comprare formule, biberon, ecc. insomma ti permette di fare di meno!

Se hai qualche amica o collega che ha allattato da poco, potresti però aver sentito storie tutt'altro che edificanti sulla bellezza e semplicità dell'allattamento, e chiederti se io abbia bevuto troppo mentre scrivevo questo capitolo. Vorrei rassicurarti: sono praticamente astemia. Se sai cosa fare, allattare è la cosa più semplice e facilitante che avrai per gestire il tuo bambino.

È quindi fondamentale conoscere le regole per allattare con successo e semplificarti la vita. Molte coppie mi chiedono le regole d'oro per assicurarsi di avere sempre tanto latte. Altre mi chiedono metodi o tabelle per sapere quando attaccare il bambino, o come capire se è affamato o sazio. Perché abbiamo bisogno di avere tali indicazioni?

Avere delle regole è un modo con il quale cerchiamo di avere degli appigli quando non sappiamo se stiamo facendo la cosa giusta. Quando nasce un bambino, soprattutto il primo, spesso ci si sente in balìa degli eventi. I segnali che il neonato manda non sono così chiaramente interpretabili. Magari parlasse, mi dicono tante mamme! Quindi spesso si cercano schemi, tabelle o regole, per avere una **guida certa** cui affidarsi e non essere continuamente in preda ai dubbi. Però con i figli non è così semplice. I bambini sono persone, sono tutti diversi, ed è giusto che sia così. Per capire un bambino, c'è da guardare lui, non uno schema o una tabella.

Ha quindi senso affidarsi a schemi o numeri, quando abbiamo davanti il diretto interessato che sa benissimo – lui – di cosa ha bisogno e quando e quanto? D'altronde io e te non abbiamo certo fame tutti i giorni nello stesso modo. Tenendo **sempre ben presente** che allattare è **molto di più che dare da mangiare!** Lascia stare allora gli schemi e le semplificazioni: non aiuteranno te e tantomeno il tuo bambino. Rischi piuttosto di essere ancora più incerta e confusa, esattamente quello che le regole dovrebbero evitare: "Perché oggi il pupo ha poppato quattordici volte mentre ieri undici? Perché a volte fa pause di 2 ore e mezza e altre volte di 27 minuti? Cosa c'è di sbagliato in lui, o in me?" E perdi tempo ed energie a cercare di trovare una nuova regola, che in realtà non esiste, da applicare a numeri che "non quadrano" con le regole inefficaci che ti avevano dato in precedenza.

Allattare è una relazione anche perché, dovendoti appunto

relazionare continuamente con tuo figlio, ti **alleni** quotidianamente a cogliere e comprendere i suoi segnali. Il tuo bambino sa di cosa ha bisogno, e il modo più sicuro per te per saperlo è fartelo dire da lui. E anche se non parla ancora, ogni bimbo si sa esprimere perfettamente, basta ascoltarlo e guardarlo.

Certo, non sempre è facile capire. In particolare le prime settimane, vi state conoscendo e tu stai imparando questa antichissima lingua universale. Ora che sappiamo che dare il seno soddisfa molte delle esigenze del piccolo, sappiamo anche che probabilmente è la soluzione adatta in quel momento. Se pure non fosse la risposta giusta, serve intanto a calmarvi, guardarvi negli occhi e chiedere al bambino "va bene, cosa stai cercando di dirmi ora?". È molto più facile ascoltarvi se siete calmi piuttosto che agitati e in lacrime!

PUNTO CHIAVE n. 18: allattare non ha regole. Orologi e bilance non vanno usati se non ci sono motivi reali, secondo certi criteri e con l'affiancamento di un esperto in allattamento.

Nel secolo scorso, in seguito ad alcune teorie pediatriche, si diffusero diversi **metodi**, sostenuti con enfasi da libri sia in America che in Europa, che indicavano la necessità di dare regole ai bambini fin dalla più tenera età. Questi libri partivano dall'idea che i bambini quando nascevano fossero come delle lavagne bianche, sulle quali i genitori avevano il dovere civico di scrivere le regole per far diventare i figli futuri cittadini, disciplinati e rispettosi dell'autorità.

Queste teorie pedagogiche furono applicate anche al modo in cui i bambini venivano accuditi dalle mamme fin dalla nascita. Dall'epoca vittoriana in poi, le donne furono convinte che per avere figli obbedienti ed educati dovessero fin da subito dare loro regole e orari, compresi quelli riguardanti la loro alimentazione. Dopo alcuni decenni si diffuse l'idea che i nuovi alimenti per l'infanzia, ritrovati della moderna scienza industriale, fossero più igienici e controllabili del latte che usciva dal seno. Offrire il seno senza metodo fu equiparato a non dare regole a un bambino, che così sarebbe diventato un individuo non assoggettato alle regole del vivere civile. Il biberon poi dava un'illusione di maggiore **igiene, sterilità, modernità, libertà**…

Questa corrente di pensiero prevalse per decenni nei paesi occidentali, portando a un crollo dei tassi di allattamento. Oggi stiamo faticosamente risalendo nelle percentuali, ma ancora c'è molto da lavorare per sradicare l'idea che accudire i figli con l'ascolto invece che con l'orologio non provocherà loro danni psicofisici o sociali permanenti.

Allattare è qualcosa che ha sempre funzionato nei millenni, nei climi più vari, per tutti i mammiferi, e ancora oggi funziona anche dove le mamme sono analfabete, non hanno orologi, né manuali di puericultura. La prima regola quindi è che in realtà **non esistono regole**.

Ogni madre e ogni bambino formano una diade unica e irripetibile, e trovano dei loro ritmi e una loro organizzazione. Inoltre non ci sono motivi per pensare che tutti i bambini debbano comportarsi nello stesso modo, poppare nello stesso orario, per gli stessi minuti, lo stesso numero di volte tutti i giorni. Chi può dirti cosa va bene per te e tuo figlio qui e ora, se non solo voi due?

Ciò che ti serve per allattare l'hai già in **dotazione**: le tue braccia,

149

il tuo seno e il tuo bambino. Queste sono le cose fondamentali e indispensabili per allattare: **tutto il resto è superfluo**. Naturalmente, dato che come specie abbiamo delle caratteristiche comuni, e che l'allattamento è parte della nostra fisiologia, in realtà vi sono alcuni elementi distintivi specifici che possiamo individuare per assicurarci di fare le azioni giuste per un buon allattamento. La regola fondamentale è **allattare esclusivamente e a richiesta**.

PUNTO CHIAVE n. 19: allattare esclusivamente a richiesta è l'unica vera regola per assicurarsi sempre la produzione ideale di latte e la crescita ottimale del bambino.

Allattare a richiesta o a orario?

Spesso quando una mamma viene nel mio ambulatorio per l'allattamento, mi chiede se io faccia parte della corrente di pensiero che sostiene l'allattamento a richiesta o quello a orario. Questo avviene perché oggi molto spesso si parla di queste due **modalità**, come se fossero due metodi equiparabili **tra cui scegliere**. Un po' come se tu mi chiedessi se sono una sostenitrice della colazione a casa piuttosto che al bar, o della vacanza al mare o in montagna.

Ma è davvero così? Si può allattare indifferentemente secondo il sistema A o il sistema B? Torniamo al capitolo 1: cos'è l'allattamento? Allattare è una funzione fisiologica. Allattare è una caratteristica della nostra specie come per tutti gli altri mammiferi, eccetera eccetera…

Chiederci se preferiamo il metodo **a richiesta** o quello **a orario**, sembra sottintendere che sia una mera questione di preferenze personali. È come se pensassimo che il nostro cuore funziona in due modi equivalenti tra i quali noi possiamo scegliere: ti piace di più il tuo ventricolo destro o quello sinistro? Quando mangi preferisci il piatto unico o più portate? Il nostro seno però è una ghiandola e non sa nulla delle nostre preferenze.

Anche la nostra ipofisi (coinvolta in prima linea nella produzione degli ormoni necessari alla lattazione) è una ghiandola, e non sa niente di teorie sul suo funzionamento: essa ha sempre funzionato in un certo modo, e a noi resta solo **scoprire come** funziona, grazie ai progressi della ricerca scientifica, e semmai poi capire cosa fare per agevolarla e cosa evitare di fare, per non interferire. Ma certo non possiamo dettare regole sul suo funzionamento.

Che cosa hanno sempre fatto le mamme quando allattavano? **Se il piccolo chiedeva, lo attaccavano.** Questo è molto semplicemente, allattare a richiesta. Questo si aspettano, fisiologicamente parlando, mamme e bambini. **Allattare a richiesta significa offrire il seno tutte le volte che il bambino mostra di voler poppare.** Attenzione: ho detto mostra di voler poppare, e non ha fame, perché ormai sappiamo bene che il piccolo può volere il seno per tanti motivi diversi. Tieni sempre bene a mente questo concetto, perché ti tortureranno con la frase: "Ma come, gli dai di nuovo il seno? Non avrà mica di nuovo fame!" Ora sai che questa frase non ha alcun senso.

Cerchiamo di capire quindi cosa significa che il bimbo mostra di voler poppare. Di solito si dice "quando il bambino piange", ma volutamente non ho usato neanche questa frase, perché il pianto è un **segnale tardivo** di fame. Vale a dire che i bambini mostrano di voler poppare con altri segnali, e spesso aspettano; poi se non hanno ricevuto alcuna risposta, alla fine arriva il pianto.

Tipicamente, un bambino appena svegliato per esempio, si guarda in giro, si muove, ma non mostra ancora di voler poppare. Dopo un po', che può essere minuti o decine di secondi a seconda dei casi, inizia a muovere la bocca e la lingua, gira la testa se si sente toccare su una guancia: il riflesso di ricerca e quello di suzione iniziano a risvegliarsi. Se non riceve risposta a quello che sta cercando di dirti, spesso inizia a chiamare, cioè fa dei versetti o dei mugolii, tipicamente in **crescendo**. Ma se non rispondi neanche a questo, certo che alla fine strillerà!

Dato che i bambini devono crescere a ritmo molto sostenuto, non ha alcun senso farli aspettare. Io dovrei aspettare, per dimagrire un po', fidati della mia parola, ma non il tuo pargolo, del quale mostri le cicce con tanto orgoglio. Se lo **tieni a stecchetto**, come fa a crescere di mezzo chilo o più al mese?

PUNTO CHIAVE n. 20: il bambino poppa per molti motivi diversi, non ha senso farlo piangere per fame, né dargli regole nella frequenza o durata delle poppate.

Allattare a richiesta non significa solo che non serve aspettare le famigerate 3 ore tra una poppata e l'altra, ma anche che la durata della poppata non deve essere un certo numero di minuti prestabiliti, né che il tuo bambino deve stare lo stesso numero di minuti al seno sinistro come al destro. A volte i bambini stanno al seno più tempo, altre di meno. Ogni poppata è un momento diverso, una volta avrà più fame, un'altra volta di meno.

Forse ora ti sarà più chiaro quindi che anche tutte quelle indicazioni del tipo "non tenere il bambino attaccato più di..." (5, 7, 10 minuti, a seconda di chi te lo dice), non hanno alcun senso. Per la stragrande maggioranza dei bambini, quei numeri saranno troppo o troppo poco, oppure andranno bene solo al massimo una o due volte al giorno, e in altri momenti della giornata la durata delle poppate sarà ampiamente diversa.

Ma se anche tu avessi un bambino che casualmente sta quel certo numero di minuti (sempre? Mah, improbabile...), il concetto che la poppata debba avere una durata prestabilita può impedirti di capire la vera e meravigliosa capacità del bambino di **autoregolarsi**.

Oggigiorno poi, circola una versione moderna di queste prescrizioni. Vi sono mamme che mi hanno chiesto come potevano fare per capire quando il bambino inizia a prendere il **secondo latte**. Altre mi hanno detto che pensavano di dover far stare il bambino al seno più di 5 minuti perché avevano detto loro che nei primi 5 minuti arriva solo il latte acquoso e il pupo deve prendere **sia il primo che il secondo latte**.

Cosa significa primo e secondo latte?
Negli ultimi decenni è stato fatto molto per capire cosa ci fosse nel latte materno (vedi quanto già detto nel capitolo 1), e durante queste ricerche è stata fatta un'altra scoperta sorprendente: il latte materno non è mai uguale e identico, ma la sua **composizione** varia leggermente a seconda del bambino, del momento della giornata, del momento della poppata, e in base a molte altre variabili.

Ogni poppata può essere quindi diversa dalle altre, e quando parliamo di **primo e secondo latte** ci riferiamo al fatto che **il latte cambia durante la stessa poppata**.

Per sintetizzare al massimo, il **primo latte** che esce dal seno contiene più acqua e zuccheri. Proseguendo a poppare, il **secondo latte,** che arriva verso la fine della poppata, anche se il volume è minore, è molto più grasso e quindi più calorico. Si parla quindi di primo latte per intendere la prima parte più ricca di acqua e zuccheri, e di secondo latte intendendo la parte più grassa. Questa variabilità ha un senso, se ci pensi bene. Infatti, se tuo figlio ha più necessità di liquidi (sete), in un periodo particolarmente caldo, non ha senso che prima debba fare il pasto completo per poppare l'acqua. Ecco quindi che il latte esplica una delle sue caratteristiche incredibili.

Nota bene: sia il primo che il secondo latte contengono proteine. Un'importante porzione di proteine del latte è costituita dagli anticorpi e dalle componenti cellulari, e queste sono nel **primo** latte. Anche questo ha un senso: i fattori protettivi sono così importanti che la natura si assicura di fornirli al bambino alla prima sorsata, in maniera che non rischi di restare senza anche se poppa pochi secondi o minuti.

In realtà questa proprietà **dipende dal bambino**. Cioè, è il bambino che sa di cosa ha bisogno, quindi quello che fa al seno, ogni quanto lo fa, e per quanto tempo, incide sulla composizione del latte che esce dal seno. La distinzione fra primo e secondo latte, evidente quando le poppate sono relativamente distanziate le une dalle altre, diviene via via meno netta quanto più le poppate si fanno frequenti e ravvicinate.

Altri ricercatori hanno verificato che se l'allattamento è molto frequente – come è in tutte le culture tradizionali tra l'altro –, alla fine acqua e grassi restano costantemente "mescolati" e il latte è tutto, mediamente, più grasso. Quindi non fissiamoci su schemi e semplificazioni che sono astratte, ma guardiamo alla realtà concreta del latte materno: più o meno acquoso, più o meno grasso, contiene sempre **tutto ciò che serve al neonato nell'arco delle 24 ore**, purché lo si lasci prendere il seno tutte le volte e per quanto tempo desidera.

PUNTO CHIAVE n. 21: il bambino è dotato di una perfetta capacità di autoregolazione. Lui sa cosa gli serve volta per volta e se è allattato esclusivamente a richiesta non si sbaglia mai.

Non è quindi possibile dire che il primo latte duri **x** minuti, né che il secondo latte arrivi solo dopo **y** minuti. Il latte è una **miscela**, e solo il tuo bambino sa come usare questa miscela al meglio in base alle sue esigenze del momento. Non hai necessità dell'orologio per calcolare quando arriva il secondo latte, come mi è capitato ultimamente di sentire, perché non è una cosa che dipende dal tempo ma da molte altre variabili, e la mamma non deve conoscerle: sarebbe una complicazione enorme! Le donne di centomila anni fa non sapevano niente di primo e secondo latte e ai loro figli non mancava nulla.

Lascia fare al bambino

Allattare a richiesta significa che tu ti fidi di tuo figlio. Ogni bambino sano nasce con una capacità di regolazione della fame/sazietà perfetta e non ha disturbi alimentari, che appartengono semmai a noi adulti. Tuo figlio sa benissimo di cosa ha bisogno, anche se non è capace a dirtelo nella nostra lingua e con la nostra grammatica. Un bambino allattato a richiesta, dall'altra parte, si aspetta di potersi fidare di te, la sua mamma, e del fatto che quando chiede, riceve risposta. Tu puoi quindi confermare la sua fiducia innata giorno per giorno, aiutandolo a formare la sua **base sicura** da cui partirà quando sarà pronto per conoscere il mondo. Allattare a richiesta permette alla mamma e al bambino di sviluppare questo senso di fiducia reciproca, nonché di **allenare l'ascolto** reciproco.

Certo, ascoltarsi e cercare di capire i segnali di tuo figlio è qualcosa di molto diverso dall'affidarsi a tabelline rigide, e forse ti può sembrare che richieda più attenzione che mettere la sveglia o guardare l'orologio. Io però penso, al contrario, che passato un primo periodo di rodaggio, ci permetta di essere molto più precisi e sicuri nelle risposte che diamo, e che ci semplifichi assai la vita.

Allattare esclusivamente

La definizione di allattamento non è completa se non aggiungiamo alla parola chiave **a richiesta** il termine **esclusivamente**. Cosa si intende per allattare esclusivamente?

È molto semplice: il bambino allattato **ha bisogno solo del seno**. E se dico solo seno, intendo dire che tutto il resto non serve o potenzialmente interferisce. Il concetto di allattamento esclusivo esclude quindi **tutto quello che il bambino può mettere in**

bocca e che non è il seno.

Quindi un bambino allattato esclusivamente non riceve né aggiunte di formula, né acqua, né tisane, né bevande di alcun altro genere (escluse eventuali medicine o integratori che il piccolo prende per bocca). Non prende altri cibi solidi, e neanche il ciuccio. Infatti, se il bambino soddisfa una parte della sua necessità di suzione al succhiotto, tecnicamente non possiamo più parlare di allattamento esclusivo, e anche il solo ciuccio potrebbe interferire con l'allattamento.

Se la suzione non avviene tutta al seno, l'organismo materno può avere difficoltà a calibrare, cioè a regolare la produzione sulle necessità del bambino. Certo, tutte le situazioni sono diverse e non sempre il ciuccio è causa di una sottoproduzione di latte, la questione è che se questa interferenza crea difficoltà nell'allattamento, lo scopriamo solo a posteriori, cioè quando il problema è già insorto (ne parlerò meglio nel capitolo 5).

Io credo che non sia possibile parlare di allattamento a richiesta se non è anche esclusivo. Infatti, dal momento che il bambino si attacca per mille motivi diversi e in modo assolutamente non schematizzabile, allora è evidente che deve essere soddisfatto dal solo seno, altrimenti che richiesta è?

Tuo figlio ha una necessità di suzione che è un suo bisogno fondamentale. Sappiamo tutti che questa viene definita **fase orale**, perché la fonte principale di conoscenza ed esperienza è la sua bocca. Ora sappiamo anche che tuo figlio è diverso da ogni altro bambino, e che il seno ha la capacità di adeguare la produzione di latte alla sua richiesta in quel preciso momento. Ma il seno può farlo perfettamente solo se tutta la sua necessità di suzione, cioè la richiesta, è soddisfatta al seno.

Altrimenti accadono più cose:
- il bambino soddisfa la suzione, quindi per un certo lasso di tempo magari sta pure buono e tranquillo, però non si è attaccato al seno quindi non ha preso latte;
- il seno non è stato stimolato dalla suzione del bambino, quindi in quel momento non ha prodotto latte;
- il bambino potrebbe imparare una suzione non corretta ed avere poi difficoltà ad attaccarsi bene al seno.

Ecco perché chi sostiene l'allattamento è così contrario a tutto quello che sostituisce il seno: il bambino potrebbe anche essere sereno, ma non avrà ricevuto quello che fisiologicamente si aspettava. Inoltre il seno non viene stimolato tanto quanto servirebbe a quel bambino, che potrebbe anche confondersi nel modo di poppare.

A lungo andare (ma molte volte purtroppo anche molto rapidamente!) questo può portare a diverse difficoltà, compresa la riduzione della produzione, come vedremo nel capitolo 5.

Probabilmente avrai anche sentito parlare di altri svantaggi dell'offrire il ciuccio o tettarelle: deformazione del palato e nella crescita dei denti, aumento di infezioni della bocca, ecc. Vi sono svantaggi anche nel dare altri liquidi col biberon o il bicchiere. Per esempio, anche la semplice acqua ha un contenuto di sali minerali diverso dal tuo latte, che possono affaticare i reni di un neonato, e può essere sporca o contaminata. Non c'è alcuna prova scientifica sull'efficacia di tisane e altre bevande per l'infanzia, come la camomilla ad esempio, che piuttosto danno al piccolo un falso senso di sazietà e spesso sono zuccherate.

Non so se hai sentito di una recente ricerca che ha dimostrato che una delle tisane più consigliate per i neonati, il finocchio, è tossica per i bambini! Questa è la dimostrazione del fatto che possiamo non sapere tutto sull'effetto di quello che offriamo ai bambini, e senza volerlo dare loro qualcosa di non adeguato o addirittura dannoso. Dare altri cibi prima dei sei mesi è anche non opportuno, perché i bambini non sono ancora pronti.

Come assicurarti sempre la giusta quantità di latte
Una delle preoccupazioni principali, anzi direi *la* preoccupazione delle neomamme è: **avrò abbastanza latte?** L'apprensione sulla produzione di latte è uno dei principali motivi di abbandono precoce dell'allattamento. Sembra che avere latte a sufficienza sia una specie di terno al lotto, e le donne fanno di tutto per aumentare o verificarne la quantità.

Purtroppo, la stragrande maggioranza di quello che potrebbero proporti per aumentare il latte o controllare se ne hai, non solo non serve a niente, ma fa concentrare la tua attenzione su aspetti assolutamente trascurabili se non totalmente sbagliati.

Proviamo a fare un elenco di questi presunti trucchi:

- bere molto;

- mangiare cibi particolari;

- prendere tisane o erbe o altri prodotti naturali o meno;

- aspettare tra una poppata e l'altra per far **riempire** il seno;

- spremere il latte per vedere se esce, o usare il tiralatte come test sulla quantità di latte;

- prendere prodotti *galattogoghi* (cioè che fanno aumentare la produzione di latte – vedi anche il capitolo 5 su cosa veramente potrebbe essere utile).

Tutti questi presunti rimedi non considerano purtroppo l'unica cosa che fa produrre il latte: **il drenaggio del seno**. Il seno, in quanto ghiandola, produce il latte sulla base di quanto gliene chiediamo. Chi è che glielo chiede? Ovviamente **il tuo bambino con la sua suzione**.

Altrimenti come farebbe il seno a sapere a priori se oggi tuo figlio ha più fame o meno sete? E come farebbero le stesse due mammelle a soddisfare un bambino oppure due (nel caso dei gemelli)? Come facevano le balie di una volta, ad allattare contemporaneamente quattro, cinque, sei o più bambini?

Parliamo un po' di ormoni. Tranquilla, non voglio tediarti con pagine di complicate spiegazioni di neuroendocrinologia. Sapere un pochino di come funziona il nostro corpo ci può essere utile per capire cosa serve e cosa invece non serve o dà problemi.

Gli ormoni principali coinvolti nella lattazione sono due: la prolattina e l'ossitocina. Entrambi sono prodotti da una ghiandola che abbiamo, alla base del cervello, l'ipofisi.

La prolattina è un ormone fondamentale e serve a moltissime cose, ma qui ci interessa solo la sua funzione relativamente all'allattamento, che è quella di far **produrre** latte. Il tuo corpo inizia ad aumentare i livelli di prolattina già dall'inizio della gravidanza, ma gli ormoni della gravidanza bloccano il latte informando il corpo che non è ancora il momento, dato che il bambino è ancora alimentato dalla placenta. Quando partorisci e quindi la placenta che produce gli ormoni della gravidanza viene espulsa, ecco che la prolattina è libera di lavorare e tu cominci a produrre il latte.

Quando il tuo bambino si attacca al seno e stimola le terminazioni dei nervi che sono in gran quantità nel capezzolo e nell'areola, manda dei messaggi al tuo cervello/ipofisi dicendogli di ordinare ai seni di produrre latte.

Subito dopo il parto hai livelli di prolattina molto alti, che diventano più elevati proprio in corrispondenza di ogni poppata; ma poi i livelli si cominciano ad abbassare e le oscillazioni saranno molto più lievi: la tua prolattina resterà abbastanza stabile, un po' più elevata del livello pre-gravidanza, e sarà mantenuta stabile proprio grazie alla stimolazione costante e **frequente** che tuo figlio dà al seno. Se quindi la prolattina tende a scendere al di sotto del livello di base, nel caso in cui ci sia un intervallo troppo lungo fra una poppata e l'altra, è facile dedurre che il consiglio spesso proposto di **aspettare** del tempo per far riempire il seno, **è totalmente errato**. Quando il bambino non si attacca, la prolattina scende e la produzione di latte rallenta. I valori della prolattina sembra siano più alti la notte: se allatti di notte quindi, la tua produzione sarà più ricca e il bambino soddisfatto.

L'ossitocina è il secondo ormone coinvolto nella lattazione. Anch'esso è un ormone fondamentale per l'essere umano, e viene anche definita **l'ormone dell'amore**. Nell'allattamento l'ossitocina ha la funzione di inviare il latte ai capezzoli, cioè è deputata al **rilascio** del latte, non alla sua produzione (della quale invece abbiamo visto che si occupa la prolattina). Conoscere il funzionamento dell'ossitocina è indispensabile per comprendere come sfruttare al meglio le potenzialità del tuo corpo e sfatare anche molti misteri e miti che ruotano intorno all'allattamento.

Per esempio, hai mai sentito parlare del mito del latte che va via per uno spavento? In ogni famiglia che si rispetti c'è almeno una zia o una bisnonna che è stata vittima di questo inspiegabile e drammatico fenomeno… in realtà se conosci il funzionamento dell'ossitocina, puoi renderti conto di cosa succeda veramente e non farti impaurire da eventi non controllabili.

L'ossitocina è un ormone che viene prodotto in molti momenti importanti della vita. Per esempio gioca un ruolo essenziale durante il parto, ma anche nei rapporti sessuali, tutti momenti in cui teoricamente dovremmo stare serene e tranquille. L'ossitocina viene definito anche l'ormone **timido**. Infatti, vi sono nel nostro corpo altri ormoni più prepotenti, per così dire, che hanno il sopravvento sull'ossitocina, se sono in circolo. Essi sono le catecolamine, fra cui, sicuramente, hai sentito nominare **l'adrenalina**. L'adrenalina è altrimenti conosciuta come l'ormone della reazione **lotta e fuga**. Perché l'adrenalina blocchi l'ossitocina è facilmente comprensibile se pensiamo a quello che succede per ogni animale.

Se io fossi una gazzella, o una donna dell'età della pietra, e mi accorgessi che un leone si sta avvicinando, dovrei smettere immediatamente di allattare e fuggire col piccolo a gambe levate. Potrei poi riprendere ad allattare appena il pericolo è lontano. Accidenti, mi direte, allora la bisnonna aveva ragione, lo spavento può davvero bloccare il latte! In tal caso tutto quello che vi ho scritto nel capitolo 1 sull'efficacia ed adattabilità dell'allattamento sarebbe inconsistente. L'interferenza dell'adrenalina sull'ossitocina è **temporanea** e il processo è reversibile in modo estremamente **rapido**. Cioè il latte **non se ne va via definitivamente!** Inoltre se il bambino poppa con convinzione, non c'è adrenalina che tenga. Altrimenti pensate un po' a come sarebbero potuti sopravvivere i bambini nati durante le guerre, i bombardamenti e le pestilenze quando le mamme sono certa non fossero esattamente calme e rilassate!

Il **FIL (fattore di inibizione della lattazione)** è una sostanza presente nel latte, un terzo fattore che è stato scoperto negli ultimi anni, e che spiega ancora meglio come funziona la produzione di latte. In pratica, man mano che il latte si forma e si accumula nel seno, si accumula anche questa sostanza, che dice al seno che sta raggiungendo il suo livello massimo di riempimento. Questo accade perché il seno ha una sua capacità di contenere latte, oltre la quale non si può andare senza disagio o danni per la salute della mamma (ingorghi, mastiti, ascessi...) Quando poi il bambino poppa, insieme al latte rimuove anche il FIL, e questo dà il segnale al seno che può riprendere a sintetizzare altro latte.

In poche parole, la produzione nel seno funziona con la logica del "rimpiazzo": tanto ne togli, tanto ne riforma; più spesso ne togli, più spesso ne riforma. Immagina il seno come se fosse una spugna: se la prendi e la immergi nell'acqua, quando raggiunge il suo limite è inutile tenerla ancora immersa perché non potrà assorbire più altra acqua fino a quando non la strizzi.

Il FIL ti fa capire ancora meglio quanto è importante che il seno sia svuotato **spesso** – e non il contrario! – affinché tu possa produrre altro latte in abbondanza.

Il "normale" bambino al seno

"Bene Martina, mi dirai ora, ho capito a forza di ripetermelo, che non ci sono regole, che ogni bambino è diverso, che ogni giorno è diverso dal precedente, ma ti prego, dammi qualche indicazione utile, sennò mi sento persa!"

Certo, ci sono delle caratteristiche comuni a buona parte dei bambini, se non altro perché siamo comunque parte della stessa specie. Cosa possiamo aspettarci allora in generale da un bambino allattato al seno?

Spesso i neogenitori si spaventano per come vanno le cose nei primi giorni dopo il parto. Ma l'andamento delle poppate nei primi giorni e primissime settimane non è lo specchio di quello che sarà il vostro allattamento per i prossimi mesi. Datevi tempo:

state imparando entrambi.

È molto comune che nei primi giorni a casa, la mamma non riesca a lavarsi il viso la mattina, e stia buona parte della giornata ad allattare. Di solito in questa fase le poppate possono essere molto lunghe, col piccolo che spesso si addormenta e poi si risveglia, e poi si ricomincia da capo.

Dopo aver verificato che è tutto a posto (come indicato nel capitolo 3), rilassati e goditi il tuo bambino: tante poppate servono a entrambi per fare tanta pratica, far calibrare bene la produzione di latte, e insegnare bene al neonato come poppare efficacemente.

Tutto può apparire piuttosto fumoso: avrà fame? Avrà altro? E ora, avrà finito? È il momento per passare all'altro seno? Aspetto ancora un po'? E così via… Ben presto però, grazie proprio al tempo che passerete insieme, le cose diventeranno più chiare, e diventerai più veloce, più pratica, riconoscerai determinati segnali, e saprai più facilmente come rispondervi.

PUNTO CHIAVE n. 22: le primissime settimane sono di rodaggio. Mamma e bambino hanno bisogno di tempo e poppate per conoscersi e affiatarsi. Se il rodaggio viene gestito bene, allattare sarà poi una strada in discesa.

Poppate e parametri di crescita

Quante poppate deve fare il bambino è una delle domande tipiche del neogenitore. La stragrande maggioranza di noi ha un'idea, o gli viene proposta almeno dieci volte al giorno, che il bambino debba poppare cinque-sei volte nelle 24 ore. Questo è quello che sta scritto sulle scatole della formula, ma non ha niente a che vedere con l'allattamento al seno.

Per darti un'idea generale, diciamo che mediamente un bambino allattato al seno poppa **almeno otto-dodici volte nelle 24 ore.** Come tutte le cose, dare dei numeri senza considerarli in un quadro di insieme, rischia però di essere interpretato come un'ennesima regola. Spero invece che tu abbia letto con molta attenzione il paragrafo sull'assenza delle regole in allattamento e che io sia stata convincente!

172

Come specie abbiamo delle caratteristiche, quindi sappiamo che il cucciolo umano ha la caratteristica di poppare spesso. In Occidente sembra effettivamente che i bambini facciano meno poppate che nelle culture tradizionali, ma sicuramente è molto difficile che ne facciano meno delle otto-dodici che vi ho indicato. Non ti mettere però a contare le poppate per vedere che siano comprese tra otto e dodici, per carità, se non c'è motivo di preoccupazione per la crescita del bambino, e anche se ne avessi, questo solo dato di per sé non significherà nulla.

Inoltre, queste cifre danno l'idea illusoria che le poppate siano tutte distribuite in modo uniforme nella giornata, magari con una pausa un po' più lunga la notte. Ma in realtà la cosa più comune è che le poppate siano distanziate in modo **irregolare**, con intervalli a volte lunghi e a volte brevi, e alcune durino a lungo, altre siano molto brevi: proprio come facciamo noi adulti, che alterniamo pasti e spuntini, caramelle e bicchieri d'acqua.

In realtà, ci interessa davvero sapere semplicemente **quante volte** prende il seno? Un bambino che poppa bene (a sufficienza, efficacemente, esclusivamente e a richiesta), può dirci in tanti altri

173

modi che sta bene. Una mamma non più alle prime armi, che allatta al seno senza problemi seguendo la richiesta del bambino, alla domanda su quante poppate al giorno fa il pupo, probabilmente risponderà: "Non lo so, non le conto, dipende dalla giornata!".

La prima domanda deve essere piuttosto: cresce? Nel primo trimestre si considera in media una crescita tra i 170 e i 200 gr a settimana. Media significa che ci saranno settimane in cui il bambino potrebbe prendere di più ma anche di meno. Molti esperti di allattamento considerano il parametro minimo 125 gr a settimana, cioè 500 gr al mese. Non c'è invece un parametro massimo. Ho visto molti bambini che prendevano nelle prime settimane anche 300, 400 o 500 gr. Tipicamente questi bambini già nel secondo mese crescono meno (ovviamente e per fortuna!)

Nel secondo trimestre si considera normale una crescita settimanale di 85 gr a settimana, e nel terzo trimestre 45 gr a settimana (ma spero vivamente che non starai più da un bel pezzo a pesarlo ogni settimana!)

Le evacuazioni sono un altro dato molto significativo. Se il tuo bimbo mangia bene, fa anche cacche e pipì. Non è possibile buttare fuori qualcosa che prima non è entrato... Dopo la sesta giornata dal parto, un bambino allattato esclusivamente al seno mediamente bagna bene di pipì almeno cinque-sei pannolini usa e getta (sette-otto se di stoffa) e fa almeno tre-cinque scariche di feci. La pipì è chiara e senza un odore forte, e la cacca è morbida, se non semiliquida, dal colore che può andare dal giallo senape al verde.

Attenzione: dopo la sesta settimana il tuo bambino se allattato esclusivamente potrebbe smettere di fare tante cacche, ed evacuare anche una sola volta a settimana. Non è diventato stitico e non ha bisogno di essere stimolato a farla. Semplicemente, il tuo latte non ha componenti di **scarto**, viene metabolizzato in larga misura, per cui di pari passo con la maturazione del sistema gastrointestinale, il bambino la farà quando ce ne sarà un maggior volume. Ricorda che la definizione di **stitichezza** è **feci secche, dure e difficili da evacuare**: impossibile con la cacca lenta da latte materno!

Vi è poi da guardare al bambino nel suo complesso. Un bimbo che poppa bene, e di conseguenza è ben alimentato, prospera a 360 gradi: ha un bel colorito, riempie le pieghe di ciccia, smette le tutine da un mese all'altro, interagisce piacevolmente con la mamma e il papà, ha momenti di veglia attiva e serena. Al contrario un bambino che poppa poco o male è molto agitato, piange spesso, non appare in buona salute, o ancora peggio diventa apatico e poco reattivo: in questo caso dovete portarlo presto a fare un controllo! Un bambino che sta bene ha energia da vendere.

Cosa può fare o non fare la mamma che allatta

La nostra salute dipende da molti fattori, e tra questi vi sono quello che mangiamo e beviamo, lo stile di vita che conduciamo, cosa respiriamo, con cosa entriamo in contatto, ecc. Tutto questo vale anche per il bambino allattato, che dipende dalla sua mamma. Essendo un organismo piccolo e immaturo, e in rapida crescita, alcune cose che per un adulto sarebbero poco importanti, possono esserlo in misura maggiore per un lattante.

Questo non significa però che la tua vita deve essere stravolta.

Buona parte delle indicazioni o divieti che si danno alle donne in allattamento non hanno alcuna evidenza scientifica. In generale tutte le cose che fanno male nella vita, o non sono particolarmente salutari, ovviamente non lo sono neanche in allattamento.

Se ti dico che è sconsigliato mangiare tutti i giorni al fast food, non è una limitazione imposta alla donna che allatta, ma una prescrizione **generale di salute per tutti**, in ogni età della vita. Come per tutte le cose, se usi il buonsenso, puoi renderti conto che la vita col piccolo non deve essere per forza complicata da mille cose, anzi più te la semplifichi più potrai godere questo momento meraviglioso della vita.

Le prime settimane è normale avere l'impressione di non riuscire a fare niente e che tutta la giornata ruoti intorno al pupo. Curiosamente, questo accade solo col primo figlio, ma è anche un bene che sia così, no? Non è il momento per imporre orari e ritmi, o fare confronti con quello che facevi prima. Molto meglio vivere alla giornata, e seguire i ritmi del bambino: quando è sveglio, dedicati a lui o esci, vai a fare una passeggiata, la spesa, una visita; quando dorme, riposa anche tu.

177

Man mano che passano le settimane, le poppate di solito durano meno, potresti riconoscere degli schemi **di massima** nell'arco della giornata, e soprattutto grazie alla pratica fatta, sarai più disinvolta nel fare le cose e farle più velocemente.

Non strafare però: i bambini crescono tanto in fretta e ti assicuro che tra qualche anno ti guarderai indietro e addirittura ti mancherà qualcosa di quello che ora ti rende ansiosa.

Uscire col pupo e allattare fuori casa

Allattare ti permette di **uscire** senza troppe complicazioni. Non devi aspettare che il bambino abbia mangiato o abbia dormito, o fatto il ruttino, o la cacca: tutto quello che vuole fare lo potrà fare anche mentre siete in giro. Basta organizzarsi con un cambio completo per ogni evenienza.

A meno che non abitiate sul Cervino e vi sia una tormenta di neve, non mi raccontare che fa troppo freddo per uscire… esistono le tute imbottite e gli ombrelli. Le donne islandesi escono eccome!

Certo nei primi giorni a casa uscire sembra la partenza dei Mille, ma è solo con la pratica che diventerai rapida e disinvolta. Se la cosa ti spaventa, inizia a piccoli passi, a piedi, vicino casa…

Vuota la borsa del piccolo se pesa più di 10 kg e valuta cosa ti stai portando dietro, lascia solo ciò che serve davvero: il cambio completo e un pacchetto di fazzoletti. Se non state fuori più di tre ore che altro ti serve? Se ti vesti con due pezzi (ad esempio maglietta e pantaloni, o tailleur camicia e gonna), puoi **allattare ovunque.**

Quando tuo figlio sta poppando, copre quello che tu hai scoperto, e dall'esterno non si vede niente. In ogni caso puoi mettere nella borsa anche un foulard, per ovviare a questo inconveniente, se per te lo è. A mio parere ci sono ben altri motivi oggigiorno per scandalizzarsi. E non hanno niente a che fare con una mamma che allatta.

Siamo noi donne a dover riportare i bimbi allattati all'osservazione quotidiana della gente: non ti dico però che **devi** allattare in piazza se la cosa ti imbarazza tremendamente. È giusto che il tuo pudore sia rispettato. Rifletti solo su quanti altri comportamenti vedi in giro molto più imbarazzanti.

Alimentazione della mamma che allatta

Per cominciare, una donna italiana del XXI secolo **non deve mangiare per due**. Probabilmente doveva farlo la tua bisavola durante le carestie, ma non tu. In Occidente oggi la quantità non è più un problema se non in eccesso, e semmai c'è da concentrarsi sulla **qualità** di ciò che assumiamo ogni giorno. Questo vale per tutta la vita, non solo ora. Se già mangi correttamente, o se controlli e, se necessario, correggi le tue abitudini alimentari e quelle della tua famiglia, fai del bene a te stessa, al bambino, a tutti i tuoi familiari, e ti semplifichi la vita al momento dello svezzamento (v. cap. 6).

Per esempio di solito mangiamo troppe proteine, quindi in allattamento non c'è bisogno di aggiungerne. Mangiamo poca frutta e verdura, e spesso anche pochi legumi (preziose proteine vegetali). Usiamo troppo zucchero e troppo sale, mentre molte volte basta usare più spezie o controllare la qualità di cosa mangiamo. Il cibo che arriva sulla nostra tavola spesso ha già viaggiato per molti km e diversi giorni, oppure è stato manipolato, quindi ha perso molta della ricchezza nutritiva e del sapore.

Preferisci quindi cibo sano, il più possibile vicino allo stato naturale, non industriale, di stagione, e che abbia percorso meno distanza da dove abitate; spazia tra più alternative senza fare diete monotematiche.

Cosa mangiare però? La faccenda è estremamente più semplice di quello che potresti pensare: puoi mangiare tutto. Ricordi i **trucchi** che ti ho detto nel capitolo 2? La cosa divertente è che ognuno ha la sua personale lista di **cibi no e cibi sì**, e se si confrontano tali liste ne escono delle belle. Nel mondo poi, le differenze sono ancora più ampie.

Tra i **divieti** più comuni vi sono: aglio, cipolla, spezie, cavolo, legumi, cicoria, asparagi, crostacei… ma potrei proseguire la lista per molte righe. I motivi addotti per giustificare tali veti sono diversi:

* cibi **saporiti** come aglio, cipolla e spezie, perché si dice che diano un sapore troppo forte al latte. Curiosamente, una ricerca

fatta ad hoc molti anni fa in Gran Bretagna, dimostrò esattamente il contrario: ai bimbi piace il latte saporito! C'è poi da chiedersi cosa facciano le mamme orientali, che mangiano molto più speziato di noi!

- Cibi **amari**, pregiudizio forse dovuto al fatto che il latte è dolce? Immagino che a te piacciano sia cose dolci che aspre che amare, quindi non si capisce perché non dovrebbe valere lo stesso per i bambini;

- Cibi che fanno **l'aria nella pancia** e che quindi farebbero venire le coliche ai pupi. Quello che fa l'aria nella nostra pancia, è la cellulosa delle bucce, che però viene eliminata nelle feci, perché non siamo come i ruminanti e non siamo in grado di metabolizzarla. E poi è stato dimostrato che le coliche non hanno niente a che fare con l'aria nella pancia;

- Cibi **allergizzanti**, come fragole, crostacei, agrumi, ecc. Ma non tutti i bambini (per fortuna) sono soggetti allergici o intolleranti, quindi non ha senso fare a priori una dieta senza alcun motivo. Solo se il bambino mostrasse davvero una reazione, allora vedremmo il da farsi (v. cap. 5);

- Cibi **pesanti**: che si intende per pesante? Una cosa che faccio fatica io a digerire… concetto intanto molto soggettivo, e poi al bambino mica diamo direttamente la parmigiana di melanzane!

- Cibi **eccitanti.** Beh, qui finalmente c'è qualcosa di vero, ma se usiamo il buonsenso, possiamo facilmente capire che una quantità modesta di cibo o bevanda eccitante è consentito, mentre è meglio evitare l'esagerazione (e prima per voi stesse!). Se hai un bambino insonne, magari è utile provare per qualche giorno a togliere caffè, the e cioccolata – se ne consumi regolarmente – e vedere che succede...

- **Alcool.** Anche qui c'è del vero. L'alcool è estremamente pericoloso per un cervello in crescita, quindi va consumato con **molta moderazione** e sempre a stomaco pieno. Non bere quindi più di mezzo bicchiere di alcolici leggeri (vino o birra a bassa gradazione) durante il pasto. Assolutamente **no i superalcolici**!

Quindi come vedi, a parte la **tequila**, puoi mangiare e bere tutto quello che vuoi. Se tua cugina ti dice che la figlia aveva rifiutato il latte dopo che aveva mangiato il risotto con gli asparagi, tendo a pensare che fosse una coincidenza.

Fumo

Che fumare faccia male lo sappiamo tutti. Se tu fumi, sai anche che chi vive con te riceve del fumo passivo: se quindi aggiungi ai danni del fumo che comunque il bambino avrà, anche il danno di non allattare, è uno svantaggio doppio.

Se hai smesso di fumare in gravidanza, quando è ancora più importante per il feto, hai dimostrato una grande forza di volontà e sarebbe bello che non riprendessi più. Ma se non ci sei riuscita, meglio **limitare** se possibile a non più di cinque sigarette al giorno, e continuare ad allattare. Fuma solo subito dopo le poppate più **ricche**, e in un'altra stanza rispetto a dove sta il bambino! I bambini delle mamme fumatrici dormono meno, se questo può darti un motivo in più per resistere alla tentazione...

Cura di se stesse

Se allatti puoi andare in palestra, dal parrucchiere, truccarti o metterti i tacchi. Certo, come sempre, è meglio se eviti di usare prodotti chimici anche sulla pelle e preferisci prodotti naturali. Evita massaggi molto profondi o linfodrenaggi che mettono in circolo molte sostanze di scarto per depurarti: in parte andranno nel latte e quindi al bambino.

Se stai pensando di metterti a dieta, aspetta qualche mese dal parto, perché di solito i chili rimasti si perdono spontaneamente in modo graduale, e allattare aiuta molto. Evita in generale diete drastiche che possono farti smobilitare all'improvviso molto grasso: le sostanze tossiche che vi si sono accumulate arriverebbero in gran quantità al bimbo. Meglio, anche per non avere l'effetto **yo-yo**, una dieta graduale e non troppo stretta, dimagrendo non più di un chilo e mezzo al mese. In generale una donna che allatta non dovrebbe scendere mai sotto le 1.800 Kilocalorie.

Se hai bisogno di cure mediche, non rinunciare a priori di andare dal medico per paura che non siano possibili: di solito le terapie non danno problemi all'allattamento. Puoi andare dal dentista e fare anestesie, senza danni per il bambino. Allatta immediatamente prima del tuo turno o intervento.

La maggior parte dei farmaci è compatibile con l'allattamento o ha un'alternativa compatibile. Se sei in dubbio, le consulenti in allattamento possono reperire informazioni aggiornate sul farmaco che devi assumere.

Si contano sulle dita di una mano le terapie che richiedono una sospensione dell'allattamento, ancora più eccezionali sono quelle che obbligano a svezzare.

PUNTO CHIAVE n. 23: la vita della mamma che allatta è estremamente semplificata: non serve usar alcun accorgimento particolare né restrizioni speciali. Bastano il buonsenso e le normali regole di salute.

Sonno

Dormire è una necessità fondamentale per ogni animale a ogni età, e l'essere umano non fa eccezione neanche in questo. Un neonato dorme già nella pancia, e una volta nato dorme e si sveglia più volte sia la notte che durante il giorno. L'idea del bambino che **mangia e dorme** è falsa e fuorviante: un neonato ha **mediamente** almeno 8 ore di veglia nelle 24 ore, e un bambino di tre mesi, ben 10-12 ore. Naturalmente poi ci sono le eccezioni che confermano la regola, e ogni bambino è una realtà a sé stante.

Non è solo una faccenda di **quantità** di sonno, ma anche di **qualità**. Il modo in cui dorme un bambino molto piccolo è totalmente diverso dal sonno di un adulto. Il piccolo ha infatti una percentuale di sonno REM (più leggero) praticamente doppia dell'adulto, e scivola nel sonno in modo diverso, per cui non può addormentarsi come ci addormentiamo noi.

Allattare aiuta molto il bambino ad addormentarsi, e aiuta te (e tutta la famiglia) nella gestione del sonno. Il tuo latte contiene la serotonina, che è proprio l'ormone del sonno, per cui è evidente che il posto migliore per la nanna di tuo figlio sia sul tuo seno. Allattare ti farà rilassare durante le poppate e potrai addormentarti più facilmente insieme al piccolo, seguendone così gli stessi ritmi.

Il problema del sonno nasce nel momento in cui veniamo convinti che il bambino dovrebbe dormire in un certo modo e in un certo posto. Naturalmente i bambini non sono stati interpellati e dormono perché dormire è una necessità biologica fondamentale, secondo le loro personalissime modalità.

Da qualche decennio vanno molto di moda **metodi** per **insegnare** ai bambini anche piccolissimi a dormire, da soli di solito. Guarda caso, è solo da qualche decennio che il sonno è diventato un **problema** da risolvere per i genitori; i nostri bisnonni non se ne occupavano affatto...

L'argomento è estremamente complesso, e suscita reazioni anche molto forti. Lo scopo di questo libro non è di fare una sintesi della annosa diatriba sul sonno ma, dato che sonno e allattamento sono molto interconnessi, è importante sottolineare che allattare anche di notte è uno dei modi più semplici per garantire l'allattamento esclusivo a richiesta, e quindi avere sempre una buona produzione di latte (ho già detto che di notte i livelli di prolattina sono più alti). La gestione del sonno e dove addormentare e far passare la notte al bambino è meramente una questione di organizzazione familiare, e voi genitori dovreste essere lasciati liberi di decidere come e dove dormire tutti. In appendice trovi dei testi di riferimento anche su questo argomento.

I vizi

Per chiudere il capitolo ho tenuto uno degli argomenti principali che sono causa di angoscia di neogenitori e parenti e amici. Se il bambino è allattato, è facile che tu venga accusata di **viziarlo**, dargli troppo retta, allattarlo troppo spesso, non farlo piangere mai, tenerlo troppo in braccio, e via proseguendo.

Se allatti esclusivamente, apriti cielo! Le poppate frequenti e a richiesta sono viste come l'anticamera di una serie di squilibri della personalità. C'è da chiedersi allora cosa ci sia di **sbagliato** in tutti i bambini, dato che tutti dimostrano di volere il seno spesso (e chi non lo offre spesso di solito dà il ciuccio, che è un surrogato di plastica del seno, come ho detto nel paragrafo sull'allattamento esclusivo), di stare molto bene **addosso** al genitore, e nella stragrande maggioranza di odiare carrozzine, passeggini e sdraiette varie.

La domanda vera invece per me è un'altra: siamo sicuri che richiedere cure, attenzioni, tempo, cibo, calore, stimoli, sia **viziare**? Io credo di no. La cosa paradossale, o triste, è che vi è una mole imponente di studi scientifici e psicologici che dimostrano che quanto più un bambino riceve attenzione, risposte tempestive ai segnali, viene tenuto in braccio, allattato a richiesta, non lasciato piangere, tanto più sarà un bambino più grande sereno, e un adulto equilibrato e felice.

Gli studi (riferiti per esempio da Verny e Wientraub in *Bambini si nasce*, Bonomi editore, Pavia, 2004) hanno dimostrato che i neonati nascono già dotati di empatia, che è la caratteristica di sapersi mettere nei panni di un'altra persona. Come dire che nasciamo già amorevoli e altruisti e con una **socialità**. Se però ci guardiamo attorno, nel mondo, ci rendiamo conto che deve succedere qualcosa di brutto a questi meravigliosi neonati, per diventare così come sono a trenta o quarant'anni o oltre.

Dato che la nostra generazione è cresciuta con queste teorie, e in buona parte noi stessi non siamo stati tenuti molto in braccio, né siamo stati allattati a richiesta e per più di tre mesi, è evidente che in questa teoria c'è qualcosa che non va, perché se fosse esatta, noi adulti dovremmo essere tanto sereni, generosi e attenti agli altri, pazienti, empatici e altruisti…

Ascolta allora il tuo istinto e il tuo bambino. Tuo figlio cerca di farti capire quotidianamente cosa va bene e cosa non va, e tutte le esigenze di un neonato sono **necessità**, e non vizi. I veri vizi arrivano dopo, e siamo proprio noi adulti a introdurli, altrimenti per il bambino non esisterebbero. Ma l'amore, il contatto fisico, l'attenzione, il tempo dedicato a lui, non sono certo cose superflue, e il bambino ne ha bisogno né più né meno come del tuo latte – né più né meno come ne ha bisogno ogni essere umano. Se l'argomento ti interessa, in appendice troverai alcuni libri suggeriti su quello che viene definito *"attachment parenting"* (genitorialità con attaccamento).

RIEPILOGO DEL CAPITOLO 4:

- PUNTO CHIAVE n. 18: allattare non ha regole. Orologi e bilance non vanno usati se non ci sono motivi reali, secondo certi criteri e con l'affiancamento di un esperto in allattamento

- PUNTO CHIAVE n. 19: allattare esclusivamente a richiesta è l'unica vera regola per assicurarsi sempre la produzione ideale di latte e la crescita ottimale del bambino.

- PUNTO CHIAVE n. 20: il bambino poppa per molti motivi diversi, non ha senso farlo piangere per fame, né dargli regole nella frequenza o durata delle poppate.

- PUNTO CHIAVE n. 21: il bambino è dotato di una perfetta capacità di autoregolazione. Lui sa cosa gli serve volta per volta e se è allattato esclusivamente a richiesta non si sbaglia mai.

- PUNTO CHIAVE n. 22: le primissime settimane sono di rodaggio. Mamma e bambino hanno bisogno di tempo e poppate per conoscersi e affiatarsi. Se il rodaggio viene gestito bene, allattare sarà poi una strada in discesa.

- PUNTO CHIAVE n. 23: la vita della mamma che allatta è estremamente semplificata: non serve usar alcun accorgimento particolare né restrizioni speciali. Bastano il buonsenso e le normali regole di salute.

CAPITOLO 5:

Come risolvere le difficoltà iniziali

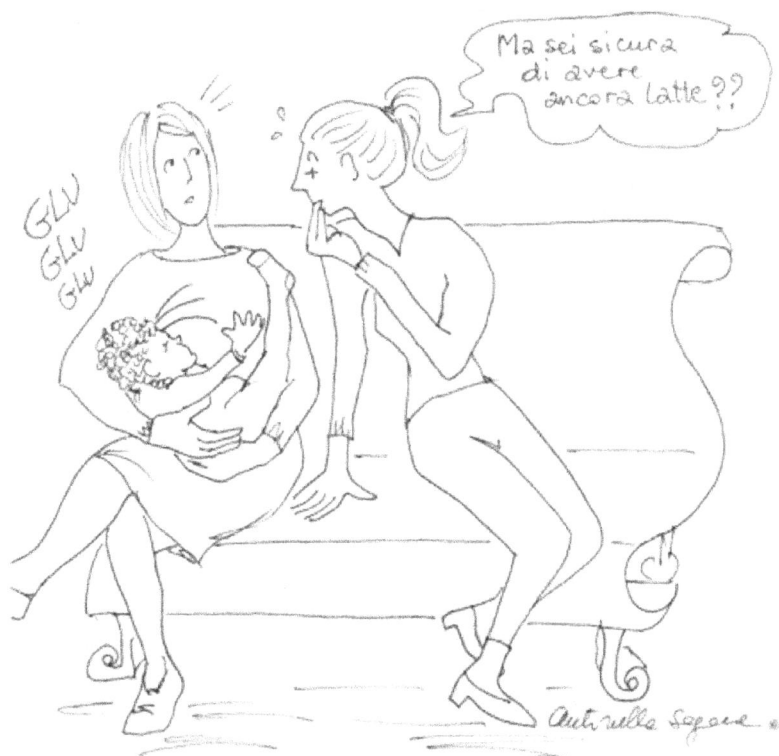

Molte donne oggi sperimentano difficoltà nell'allattare. Come abbiamo osservato nei primi capitoli, questo spesso è dovuto alla mancanza di informazioni corrette, di conoscenza su come funziona veramente l'allattamento e alla mancanza di aiuto anche pratico in momenti cruciali come le prime poppate o il rientro a casa.

Spesso però anche la mamma che si è preparata scrupolosamente, che ha tutte le conoscenze giuste, può ritrovarsi piena di dubbi od ostacoli più o meno grandi. Ho parlato già anche di questo nei primi tre capitoli. C'è sempre una percentuale di imprevedibilità anche in allattamento.

Quali che siano le cause, sono dell'idea che la cosa importante in tale situazione sia lavorare per risolvere il problema! Individuare le cause semmai si può fare con l'aiuto di un esperto di allattamento e di risoluzione delle sue problematiche, perché gli dà indicazioni utili per trovare la soluzione migliore e/o per evitare che quella difficoltà accada di nuovo. Ma attenzione alle colpevolizzazioni. Se ti trovi in difficoltà, come detto nell'introduzione di questo libro, difficilmente l'hai fatto consapevolmente, ma piuttosto non sei stata aiutata come meritavi. I sensi di colpa non ti aiutano a uscire dal momento in cui ti trovi.

Uno dei miti più radicati sull'allattamento, è che se accade qualche intoppo, non ci sia niente da fare: questo non solo non è vero, ma rischia di diventare davvero la causa del fallimento dell'allattamento.

PUNTO CHIAVE n. 24: la stragrande maggioranza delle difficoltà in allattamento si può affrontare e risolvere. Non si può dire a priori che un problema è irrisolvibile.

In questo capitolo quindi vedremo quali sono i problemi più frequenti nell'avvio dell'allattamento, e le soluzioni che possono aiutare. Naturalmente tieni presente che ogni mamma e ogni bambino sono una diade irripetibile e la casistica di situazioni possibili è veramente molto ampia. Se quindi incontri una circostanza non contemplata qui, non significa che non vi sia una soluzione. La stessa cosa vale se hai provato a fare quanto suggerito e non sta funzionando. Alcune tecniche vanno bene per alcune persone, mentre per altre servono soluzioni differenti. Ti incoraggio quindi a contattare un esperto in allattamento se sei nei pasticci.

Dubbi e problemi più frequenti nei primissimi giorni

Il periodo più delicato per il successo dell'allattamento sembra proprio essere quello dell'avvio, cioè le prime settimane. Moltissime donne smettono precocemente di allattare e sono certa che anche tu avrai qualche amica o parente che ti racconterà di aver interrotto presto o non aver iniziato affatto. Questo è molto triste, perché quelle mamme sono all'inizio della loro avventura e probabilmente non hanno trovato nessun aiuto. Forse non sapevano neanche di poterlo cercare e dove. Quali sono le perplessità e le difficoltà che potresti incontrare dopo il parto?

Poco colostro?

Se sei nei primi due/tre giorni e ancora non è arrivata la montata, non preoccuparti della quantità di colostro. Del colostro ho già parlato nel paragrafo dedicato nel capitolo 1, e nel capitolo 3 (*Il primo giorno col tuo bambino*), spero quindi che sia finalmente chiaro che il colostro è prodotto in piccole quantità, perciò non ti lasciar spaventare da chi ti viene a dire che "il latte non è ancora arrivato". Piuttosto dedicati a tenere il neonato addosso, offrirgli il seno tutte le volte che mostra di voler poppare, e lavora bene sul posizionamento e l'attacco.

Allattare frequentemente ti assicura che la montata arrivi al momento giusto e non venga ritardata, e che il bambino sappia già cosa fare e come gestire il seno e il flusso di latte. I primi giorni è un vantaggio che il neonato non trovi il seno troppo turgido quando poppa, così può fare pratica nelle condizioni più facili per lui.

Il bambino sonnolento
Nel capitolo 3 ho parlato di cosa succede subito dopo il parto e come partire col piede giusto. Il primo giorno di vita è normale che il tuo piccolo dorma molto, ma se prosegue a dormire tanto anche il secondo giorno, e poppa poco spesso, potrebbe essere necessario svegliarlo.

Come capire se è il caso di svegliarlo o meno? Se rispondi di sì a una delle successive domande, probabilmente è consigliabile sollecitare il neonato a poppare più spesso:

- Non ha meconiato?

- Quanta pipì ha fatto? Era piuttosto gialla e aveva un odore forte?

- Il calo fisiologico ha superato il 7%?

- Ha poppato meno di otto volte nelle 24 ore?

- Sta aumentando l'ittero?

In tutti questi casi è opportuno svegliare il neonato se sta dormendo da più di due ore consecutive. Mettiti vicino a una fonte di luce, spoglialo, prendilo in braccio e parlagli in modo vivace. Cambiagli il pannolino se niente di tutto ciò funziona (efficace nel 90% dei casi!). Se non si sveglia neanche così probabilmente è perché lo hai preso in un momento di sonno profondo, riprova dopo 30-45 minuti. Controlla quando è in una fase di sonno leggero (muove gli occhi sotto le palpebre): sarà più facile svegliarlo senza infastidirlo troppo.

Fai attenzione alla temperatura della stanza: il neonato non ha bisogno di troppo calore o di essere molto coperto, questo lo fa dormire di più! In questi casi, come anche quando il bambino non è incentivato perché la produzione della mamma è bassa, è molto utile la tecnica della **compressione**. Si tratta di una tecnica in cui si mette la mano con le dita a C e si comprime il seno per **aiutare** il latte a scendere. Le dita non devono essere vicine al capezzolo, piuttosto a monte dell'areola. Quando il bambino perde il ritmo della suzione e accenna a staccarsi o ad addormentarsi, la mamma inizia a comprimere il seno e si vede il piccolo che riprende a deglutire attivamente. Se vuoi vedere come si fa, il dottor Jack Newman ha diversi video utili sul suo sito web: http://www.drjacknewman.com/.

La nonna probabilmente alzerà gli occhi al cielo e commenterà che chi ti dice di svegliare il pupo o dargli fastidio se si sta addormentando è fuori di testa, e che lei **mai** avrebbe svegliato un neonato… che il bambino non va mai risvegliato, e se dorme significa che è sazio.

Insomma, usiamo il buonsenso: dipende. Se il bambino non fa altro che dormire, quando mangia? Inoltre oggi, con l'aumento del ricorso all'analgesia durante il parto (epidurale, spinale), è molto frequente avere un bambino che nei primissimi giorni dorme troppo. Infatti, è stato dimostrato che l'anestesia in una certa misura passa al neonato, che ha bisogno di smaltirla, e quindi il piccolo è sonnolento, è più facile che aumentino gli interventi medici e che anche la mamma sia meno disinvolta, o sia separata dal bambino, con le conseguenze che abbiamo visto nel capitolo 2. In tutti questi casi può servire un aiuto extra al neonato.

PUNTO CHIAVE n. 25: nei primissimi giorni un bambino che dorme troppo va svegliato se non fa almeno otto poppate nelle 24 ore e non evacua e urina a sufficienza.

Montata

Più o meno il terzo giorno dal parto ecco la montata. Alcune donne si accorgono senza dubbi dell'arrivo del latte, altre invece no. Di solito il seno diventa più turgido, anche in modo abbastanza repentino, caldo, pesante; il flusso di colostro aumenta; può esserci un leggero rialzo della temperatura. In condizioni ideali (dopo un parto fisiologico, con un neonato che prende il seno di frequente e poppa validamente) la montata si manifesta così ma non ha altri effetti collaterali spiacevoli.

In altri casi, quando l'aumento della produzione è così repentino che il neonato non ce la fa a svuotare il seno abbastanza in fretta, oppure è separato dalla mamma e non può poppare abbastanza spesso, o ancora non succhia in modo efficace, la montata può assumere aspetti spiacevoli. Il seno diviene teso, dolente, lucido; si gonfiano un po' le ghiandole sotto le ascelle. Alcune mamme hanno un rialzo più marcato della temperatura (ma non la misurare sotto l'ascella!) e/o sentono all'interno del seno dei punti molto duri (**sassetti, bozzetti**…)

Cosa succede? Il seno si sta riempiendo troppo di latte, e quindi i liquidi della circolazione linfatica che sono nel tessuto di sostegno intorno al sistema dei dotti e delle ghiandole non defluiscono più così bene. Si crea un ristagno linfatico, proprio come succede quando la circolazione alle gambe non è buona e si gonfiano le caviglie. Questa ritenzione di liquidi in eccesso (edema) può anche essere causata dalle flebo di liquidi fatte durante il travaglio o in puerperio, dopo un parto cesareo ad esempio. Non è quindi tutto latte quello che ti provoca il disagio.

Cosa fare? Intanto, sicuramente allattare, allattare, allattare… Il bambino, drenando il seno, fa sentire un sollievo immediato in questi momenti. Inoltre, è utile applicare delle compresse fredde dopo le poppate (un asciugamano bagnato di acqua molto fredda e strizzato, se sei già a casa una confezione di surgelati avvolti in una salvietta…)

Ti avranno sicuramente detto che è utile applicare qualcosa di caldo, quindi potresti essere confusa: caldo o freddo?

La regola è semplice da comprendere:

- **prima della poppata**, è utile applicare del calore (fare spugnature calde, mettersi sul lavandino e massaggiare il seno con acqua calda per qualche minuto ecc.), perché il caldo aiuta a rilassarsi e facilita la discesa del latte;
- **dopo la poppata**, in caso di montata con riempimento eccessivo del seno e quindi di edema, mettere il freddo invece aiuta a diminuire l'infiammazione che si sta verificando.

Per ulteriori dettagli, vedi più avanti la sezione dedicata all'ingorgo.

Ittero

Ho parlato dell'ittero nel capitolo 3. Ricorda che l'ittero che insorge dalla seconda giornata in poi, è generalmente fisiologico, e se l'allattamento è partito bene di solito non sopraggiunge. Se i livelli di bilirubina stanno salendo, la prima cosa da verificare è se il bambino sta assumendo abbastanza colostro, controllando il posizionamento e l'attacco al seno, e il numero delle poppate. Se senti anche male all'attacco o durante la poppata e/o hai ragadi, il sospetto che il problema sia nel posizionamento e nell'attacco è praticamente confermato.

Appena viene corretto posizionamento e attacco o aumentato il numero delle poppate (in particolare col neonato sonnolento), il bambino assume più colostro, fa il meconio, e l'ittero diminuisce e infine scompare.

Calo fisiologico eccessivo

Come dicevo sopra, un bambino attaccato male o che dorme troppo chiaramente mangia poco, e quindi potrebbe calare troppo di peso. Per calo eccessivo intendo una percentuale superiore al 10% del suo peso alla nascita.

Tieni presente però che:

- il peso alla nascita potrebbe essere stato gonfiato da liquidi dati via flebo alla mamma;

- a volte anche le bilance si sbagliano o il calo è già in ripresa. Può essere utile fare un'altra pesata dopo 12 o 24 ore per vedere se il calo è confermato o se il bambino ha già corretto l'andamento negativo. Nel frattempo però allatta più spesso, controlla posizione e attacco, conta i pannolini ben bagnati di pipì;

- un bambino che mangia poco fa anche poca pipì, concentrata, di colore accentuato e odore sgradevole. Se la pipì invece è ben diluita, è un buon segnale.

Il bambino che non si attacca

Uno dei problemi iniziali, purtroppo molto comune, è la difficoltà ad attaccare il neonato al seno. Potrebbe essere che il bambino non riesca ad attaccarsi nonostante ci provi con tutte le sue forze; ci sono poi neonati che neanche ci provano.

I motivi che portano a questa situazione sono stati analizzati nei capitoli 2 e 3, qui ripeterò solo che quanto più il parto è stato medicalizzato, tanto più potenzialmente il bambino e la mamma potrebbero aver perso le loro competenze istintive. Serve quindi **ricreare le condizioni perché queste emergano**.

Intanto, **non cercare mai di prendere tuo figlio per fame**! Il bambino che non si attacca non lo fa perché non voglia o perché non abbia abbastanza fame, ma **perché non ci riesce**. Non ha ancora capito cosa fare, o lo ha dimenticato, o è stato confuso da segnali errati che ha ricevuto. Aggiungere la frustrazione della fame a quella per i tentativi infruttuosi non può aiutarlo. Inoltre è molto più difficile attaccare correttamente al seno un neonato agitato, che si dimena e urla, oltre al fatto che qualsiasi mamma normale va nel panico a vederlo così!

Per prima cosa rileggi il paragrafo *La prima poppata* nel capitolo 3. Spogliati dalla vita in su e spoglia il bambino (lasciagli solo il pannolino eventualmente): il contatto pelle a pelle fa miracoli. In un ambiente con una temperatura confortevole, mettiti in una posizione comoda, come ti metteresti, ad esempio, a guardare la televisione, abbandona la schiena indietro poggiandola su dei cuscini, metti tuo figlio prono sopra di te e goditi per un po' il contatto pelle a pelle senza fare nulla di speciale. Aspetta che il bambino mostri i segnali di suzione e sembri **cercare**: in quel momento aiutalo a trovare il seno, ma non avere fretta che prenda il capezzolo in bocca, lascialo fare, dagli il tempo per fare tutte le prove che vuole, se è calmo e disponibile.

Il bambino che si attacca male: dolori al seno e ragadi

È stato affrontato l'argomento del posizionamento e attacco nel capitolo che riguarda come prepararsi, perché è una delle cose fondamentali che dovresti conoscere prima di partorire. Se però non hai avuto modo di leggerlo prima di trovarti con i capezzoli doloranti, o nonostante l'averlo letto sei alle prese con le ragadi, cerchiamo di affrontare la situazione.

Spero che ti sia chiaro (scusa se insisto, ma è un pregiudizio così radicato nelle persone!) che **se i capezzoli sono dolenti o rovinati non è perché**:

- il bambino è troppo **forzuto** o **vorace,** o **nato grosso**, **maschio**, o dicerie del genere;
- la tua pelle e/o capezzolo non sono **adatti**;
- non li hai sfregati col guanto di crine in gravidanza;

- non hai fatto passare abbastanza tempo per far **riposare** i capezzoli;
- non hai controllato bene l'orologio per **staccare** il pupo dopo... 5, 7, 10 minuti a seconda della corrente di pensiero di chi te lo dice;
- devi affrettarti a mettere qualche **topico** o pomata risolutiva;
- non ci si può fare niente, è **normale** e devi **pazientare**.

Quello che invece devi affrettarti a fare è controllare posizione, attacco e/o suzione. Capire cosa fa un neonato dentro la sua bocca col seno della mamma è una delle parti più complicate della mia professione: in definitiva i pupi non hanno la bocca e le guance trasparenti, sono tutti diversi, come sono diversi tutti i seni, e ogni poppata può essere diversa dalle altre.

Oggigiorno sento frequentemente dire cose come:
- "Mi hanno controllato la poppata e mi hanno detto che il pupo è attaccato benissimo, ma io sento lo stesso male";
- "Ho guardato con attenzione e sono sicura che sia attaccato bene, se mi fa tanto male deve essere perché sono rossa e ho le lentiggini";

- "L'ostetrica/pediatra/puericultrice/consulente ecc. ha visto che il bambino mette tutto bene, ma le ragadi non passano".

La medicina non è una scienza esatta come l'aritmetica, e la consulenza per l'allattamento non fa eccezione, ma come già ho detto nel capitolo 1, se senti male continua a cercare chi ti aiuti a trovare una soluzione perché è è più probabile che non abbia capito la causa del tuo problema. Non sto dicendo che quel professionista sia un incompetente, ma solo che la situazione forse nel momento in cui ti ha vista era poco chiara, o che è una condizione particolarmente difficile da capire. Vale la pena però di insistere! C'è sempre un motivo, e c'è sempre più di un modo per risolverlo!

Vi possono essere poi altri motivi relativamente più rari della posizione, per cui la mamma sente male durante le poppate. Vi elenco alcune situazioni più frequenti:

- Il bambino potrebbe avere il **frenulo corto**: il frenulo è quel filino di pelle che tiene la lingua attaccata in basso. Alcuni bambini lo hanno troppo corto e quindi non riescono a estendere a sufficienza la lingua. Purtroppo in Italia non è facile trovare chi diagnostichi correttamente questo inconveniente. Viene sottovalutato e rimandata una decisione sul da farsi a quando il bambino inizierà a parlare o con la dentizione. In realtà tagliare il frenulo è un intervento ambulatoriale velocissimo e praticamente indolore se fatto nelle primissime settimane.

- Potresti avere la **candida**. La *candida albicans* è un fungo che spesso dà fastidio a livello vaginale, ma può venire anche su capezzolo e areola. Se viene al bambino viene chiamata **mughetto**. La mamma riferisce di avere un bruciore, prurito e/o pizzicore non legato solo alle poppate ma anche quando non sta allattando. A volte la pelle diventa rosa acceso, screpolata o lucida. Purtroppo non si manifesta sempre in modo evidente, quindi è opportuno che tu corra ai ripari chiedendo conferma a una consulente in allattamento (non sempre il medico l'ha mai vista o ha avuto pazienti con questo problema, quindi potrebbe non conoscerlo). La candida si cura, anzi deve essere curata, perché c'è il rischio che i componenti della famiglia se la trasmettano. Spesso si possono avere fastidi per la candida anche molto in là nell'allattamento, per esempio quando il bambino ha già iniziato i cibi solidi: è una scocciatura sempre in agguato per alcune mamme!

- Potresti avere problemi alla pelle come infezioni batteriche, eczema, dermatiti, herpes. Se hai corretto e verificato posizione e attacco e le altre possibilità elencate, potrebbe essere che tu abbia un altro tipo di problema dermatologico che richiede una terapia farmacologica (queste categorie di farmaci generalmente sono compatibili con l'allattamento, ma puoi chiedere i dati sullo specifico principio attivo che ti è stato prescritto).

L'ingorgo

L'ingorgo è un evento spiacevole che in misura minore o maggiore moltissime mamme sperimentano. Il seno diventa duro, dolente, pesante e infiammato. Si è verificato un ristagno di liquidi e latte, e il seno ha la necessità di essere drenato per evitare che peggiori.

La soluzione è quindi allattare più spesso e controllare che la suzione sia efficace. Se hai anche dolore ai capezzoli, è probabile che il bambino non riesca a svuotare bene il seno o una sua parte, e quindi arrivi l'ingorgo. Correggere posizionamento e suzione risolve il problema alla radice.

Se il seno è già ingorgato, il bambino può avere difficoltà ad attaccarsi, perché seno e areola sono troppo tesi e non si modellano bene nella sua bocca. Potresti vedere il bambino che non riesce a prendere il seno, o gli sfugge, o riesce a prendere solo la punta del capezzolo (e di solito fa male!) In tal caso è utile e opportuno rendere morbida l'areola e la porzione di seno che va in bocca al piccolo, facendo spugnature con l'acqua calda e poi svuotando un po' prima di attaccarlo (manualmente o con un tiralatte), quel tanto che basta perché l'area interessata si ammorbidisca.

Dotti ostruiti e vescichette da latte

A volte si ostruisce un dotto (o più di uno). I dotti sono i canalini dove passa il latte e potresti vedere proprio delle strie rosso/violacee che vanno verso il capezzolo. Il **trattamento** è lo stesso dell'ingorgo. Controlla di non avere una bollicina bianca sulla punta del capezzolo, potrebbe essere una **vescicola da latte**, che impedisce al latte di uscire. In tal caso per romperla prova a cambiare posizione al bambino quando poppa, a mettere nel reggiseno un batuffolo di cotone con olio per far macerare e staccare la pellicina. Alcune madri risolvono bucandola con un ago sterile o lo fanno fare a un operatore sanitario.

Se hai febbre alta e/o sintomi influenzali, leggi il paragrafo seguente sulla mastite. Talvolta un dotto si blocca a causa di una compressione prolungata. Controlla e modifica questi aspetti se ti rendi conto che è il tuo caso:

- un reggiseno troppo stretto;
- marsupi, borse a tracolla, zainetti che comprimono una zona del seno;
- dormire a pancia sotto o col peso del bambino sul seno;
- premere col dito sul seno quando il bambino poppa.

La mastite

La mastite è tipicamente una complicazione dell'ingorgo che può venire sia nelle prime settimane che in altri periodi, per esempio con i bambini grandi. Di solito è a un solo seno, e si vede un'area rosso/violacea, che fa male come se si fosse presa una gran botta. La mamma ha sintomi generali in tutto il corpo come se avesse l'influenza (brividi, sudori freddi, dolori alle ossa, ecc.) e la febbre molto alta.

Se la mastite è associata a ragadi o lesioni di qualunque tipo al capezzolo, è possibile che vi sia un'infezione batterica, quindi devi chiamare il medico curante per farti prescrivere un antibiotico (la stragrande maggioranza degli antibiotici è compatibile con l'allattamento, come vedremo nel paragrafo sui farmaci). È importante che tu faccia la terapia per un numero sufficiente di giorni, altrimenti aumenta il rischio di avere una recidiva.

Dato che le situazioni sono tutte diverse, non sbattere la testa per capire se hai un ingorgo o una mastite: un ingorgo non risolto può portarti alla mastite, e in entrambi i casi è opportuno correre di corsa ai ripari. È l'esperto in allattamento che, vedendo la situazione, ti farà la diagnosi corretta. In ogni caso la terapia della mastite in definitiva è la stessa dell'ingorgo (drenare, allattare, tirare, svuotare), ma potresti avere bisogno di farlo più frequentemente, **oltre ad assumere l'eventuale antibiotico.** Inoltre **devi metterti a riposo**! Mettersi a letto o dormire/riposare è parte integrante e non opzionale nella risoluzione della mastite.

Spesso alle donne viene vietato allattare durante una mastite: questo non solo non è necessario ma potrebbe essere deleterio, perché il bambino, se ha una suzione valida, drena il seno in modo molto più efficace (e meno impegnativo per la mamma) rispetto a qualunque altro metodo, e in questo momento il drenaggio del seno è la priorità principale!

Se la mastite degenera e si forma un ascesso (accumulo di pus), è urgente un intervento medico, ma se la mastite viene presa per tempo, questo resterà solo uno spauracchio!

Poco latte

Grazie al fatto che ora sai come si forma il latte, avrai certamente capito che la condizione in cui la mamma non è in grado di produrre latte a sufficienza è rarissima.

Quello invece che accade molto frequentemente è che il latte non sia aumentato o sia diminuito per via di errori nella gestione dell'allattamento. Dato che qui stiamo parlando di dubbi **dei primi giorni**, vorrei sottolineare che:

- è normale che i primi giorni il latte non fluisca a litri (la montata è intorno al terzo giorno dal parto non prima, per esempio);

- non tutte le mamme hanno montate gigantesche (e meno male!) e ciò non significa che non abbiano abbastanza latte;

- non tutte le mamme perdono latte a litri e necessitano di decine di coppette assorbilatte al giorno;

- se il bambino ha un calo eccessivo o una crescita insufficiente, è più facile che sia dovuto a un problema di attacco o suzione o di gestione delle poppate.

La prima cosa da fare quindi è verificare che tu stia veramente facendo un allattamento esclusivo a richiesta e che il piccolo poppi bene, cioè in modo corretto, al seno (vedi quanto è stato detto nei capitoli 2 e 3), oppure che – caso molto più frequente – tu non sia stata **indotta** a pensare di avere poco latte per via di informazioni errate che hai ricevuto.

Inoltre, la domanda chiave non è **se tu produci abbastanza latte**, ma se **il bambino ne assume abbastanza**. Sembra "una questione di lana caprina", invece è una differenza fondamentale. La velocità con la quale fabbrichi il latte nel seno, o la quantità che tuo figlio prende in una singola poppata, in pratica, è meno importante del fatto che questo latte, con un numero variabile di poppate, alla fine venga assunto dal bambino in quantità adeguate **nell'arco della giornata**. Questo è quello che veramente ci importa! La prima cosa da controllare – lo so che ti sembra scontato, ma credimi, non lo è – è il **peso** del bambino.

Ho conosciuto molte mamme convinte che il latte non fosse arrivato ma il pupo intanto prendeva peso regolarmente e faceva quintali di cacche e pipì. Oppure persone che si agitavano perché il pupo aveva perso, per esempio, 300 grammi… sì, ma era nato di 4 chili! Se parlo di verifica del peso del bambino non sto parlando insomma di quanto prende il bambino nella singola poppata. Cioè, le famigerate **doppie pesate** non servono a niente, solo semmai a farti aumentare la preoccupazione!

Ogni poppata è diversa dalle altre e non ha alcun senso pesare il bambino prima e dopo per sapere quanto prende ogni singola volta. Piuttosto, se ce ne sono i motivi reali e/o sei molto preoccupata per la situazione, chiama un esperto in allattamento e pesa il bambino una volta al giorno per controllare il suo accrescimento. Conta inoltre i pannolini.

La seconda cosa da fare è analizzare, possibilmente con l'aiuto di una persona esperta, **il posizionamento e l'attacco** (e se vedi che hai già provato da sola e non c'è miglioramento nella situazione, l'aiuto competente è indispensabile). Ho seguito centinaia di mamme che avevano concentrato la loro attenzione (e ansie e preoccupazioni) sulla produzione di latte, bevendo litri di acqua, o tisane, acquistando prodotti *galattogoghi* (cioè che dovrebbero far aumentare il latte), seguendo diete strane, senza che nessuno avesse detto loro che il bambino non era efficace al seno e che il seno doveva essere drenato di più o meglio. È totalmente inutile fare qualsiasi cosa se non si verifica prima come e quanto il seno viene stimolato! E nella buona maggioranza dei casi, nel momento in cui si corregge questo, **tutte le altre azioni diventano inutili o poco influenti**.

PUNTO CHIAVE n. 26: la prima cosa da verificare se la mamma ha dolori al seno e/o il neonato non sta crescendo bene è il posizionamento e l'attacco.

Se la mamma pensa di avere, o realmente ha poco latte, di solito la prima cosa che le suggeriscono è di dare l'**aggiunta**. A volte viene consigliato addirittura per far riempire di più il seno, come se l'aggiunta potesse far aumentare il latte per la poppata successiva!

Dare altro al bambino che non sia il seno, sappiamo ora che impedisce al seno di aumentare la produzione. Quindi prima di dare l'aggiunta (v. paragrafo successivo), controlla tutto quello che è stato detto prima, su posizione e attacco, frequenza delle poppate e neonato sonnolento.

Le aggiunte

Se pensi di non avere latte a sufficienza (sulla base di motivi reali o non reali), spesso ti dicono che l'unica soluzione sia dare una aggiunta. D'altronde, si pensa, se la mamma non ha abbastanza latte o il pupo non cresce, che altro c'è da fare? Molte neomamme comprano e mettono nella credenza una scatola di formula anche prima di andare a partorire, **per sicurezza** nel caso in cui il latte non sia sufficiente. Questo è il risultato di quella cultura di non allattamento e mancanza di conoscenza di cui ho ampiamente parlato nei primi capitoli.

C'è anche un altro pregiudizio che circola, e cioè che chi lavora per aiutare le mamme ad allattare sia totalmente contrario alle aggiunte, e tratti male chiunque ne faccia uso. Se ci sono operatori che fanno questo, io non faccio parte di quella categoria. Se un genitore ricorre alla formula, è perché è comprensibilmente preoccupato per la salute del suo bambino, e non sa che ci siano alternative più valide. Altre volte, anche quando si sta lavorando per recuperare l'allattamento, può esservi un momento in cui l'aggiunta è necessaria. Ogni situazione è da valutare singolarmente.

Le aggiunte, come ogni cosa, sono utili o necessarie in alcuni casi, e sono inutili o deleterie in altri casi. La prima cosa da fare quindi se hai il dubbio che tuo figlio abbia bisogno di una aggiunta è verificare se sta crescendo, come sta crescendo e come è la gestione dell'allattamento. Dobbiamo tornare di nuovo all'ABC dell'allattamento quindi devi farti delle domande:

- senti male al seno e/o ai capezzoli?
- quanto sta crescendo il bambino? Quante cacche e pipì sta

facendo?

- prende solo seno (senza nemmeno il ciuccio) e quante volte al giorno?
- è sonnolento?

Vi sono poi altri elementi che completano il quadro, e il mio suggerimento è di non abbandonarti a te stessa, ma cercare aiuto competente. In questi casi infatti **deve essere fatto un quadro completo** e concordato con te un piano di azione; diffida di chi ti dedica meno di un'ora, non ti fa tante domande e non osserva almeno una poppata. Hai bisogno di essere seguita probabilmente per più giorni o settimane, a seconda della tua situazione.

Nel caso in cui si riscontri che davvero è necessaria un'aggiunta, la cosa ottimale è che il bambino prenda il tuo **latte spremuto o tirato**. In particolare se è un neonato di meno di quattro giorni, se ha una familiarità allergica o mostra già sintomi di allergie o intolleranze, è ancora più importante non sollecitare il suo organismo con latti diversi da quello della sua mamma. Tirandoti il latte, mantieni o incrementi la tua produzione e non rischi di sensibilizzare il bambino con altre proteine, e ti senti utile per il tuo bambino. Nel caso in cui però non è possibile dargli solo o in parte il tuo latte, certamente è necessario dargli latte formulato: nessuno vuole che tuo figlio, in qualsiasi momento, si nutra meno del necessario!

PUNTO CHIAVE n. 27: prima di decidere per una qualsiasi strategia, va valutata tutta la situazione e controllato cosa non sta funzionando. Solo dopo aver individuato la causa del problema, si può ragionare sulle possibili azioni per risolverlo.

Come dare l'aggiunta: scongiurare la confusione

Il secondo aspetto importante quando si somministra l'aggiunta – oltre a cosa dare al bambino, latte tuo tirato o formula – è il **come darla al bambino**. Infatti il biberon dovrebbe essere usato solo come ultima spiaggia e si dovrebbe preferire un **sistema alternativo**. Esistono decine di sistemi alternativi diversi, e l'esperto che ti segue deve analizzarli insieme a te, spiegartene le caratteristiche e concordare con te il o i sistemi più adatti alla tua situazione. A volte è necessario provarli in pratica per vedere come vi ci trovate te e il piccolo.

Probabilmente incontrerai qualcuno che ti dirà che non c'è motivo per evitare il biberon, e che la cosiddetta **confusione** della suzione non esiste. Per confusione chi si occupa di allattamento intende la situazione in cui il bambino rifiuta o ha difficoltà a prendere il seno perché si è abituato alle tettarelle artificiali.

Chi ti dice che la confusione non esiste probabilmente non ha mai visto un bambino che cerca di attaccarsi disperatamente ma non chiude la bocca neanche quando la mamma gli mette il capezzolo direttamente in bocca, tanto per fare un esempio frequente.

Poppare al seno è completamente diverso dal prendere una tettarella artificiale: la forma, l'elasticità, la durezza, la meccanica con cui il latte esce, sono totalmente differenti. Non è una faccenda di maggiore semplicità, come spesso si dice, perché non è vero che il bambino faccia meno fatica al biberon: ricerche specifiche hanno dimostrato infatti che i bambini al biberon non riescono a coordinare perfettamente suzione, deglutizione e respirazione come fanno al seno, per cui in realtà fanno **più** fatica. Chi non ha mai visto un bambino affogarsi e tirare il fiato col biberon?

La confusione riguarda quindi il **modo** in cui il bambino deve poppare, perché perfino i muscoli che deve usare sono diversi da seno a tettarella. Anche il succhiotto chiede uno sforzo di riadattamento, infatti molte mamme si accorgono che i primi giorni in cui offrono il ciuccio, il bambino non riesce a tenerlo in bocca e lo sputa continuamente. Questo accade perché **se succhia nel modo fisiologico, non può tenere il ciuccio fermo in bocca.**

Se quindi stai valutando se dare il biberon al bambino, considera il **rapporto rischi-benefici.** In alcuni casi introdurre il biberon è solo un danno e non risolve i problemi, in altri casi è una necessità che bisogna accettare e semmai lavorare per toglierlo il più presto possibile se si vuole ritornare al seno.

Ricorda:
- prima di dare un biberon, serve fare l'analisi accurata della situazione;
- se effettivamente devi dare un'aggiunta, fatti spiegare le possibili alternative per somministrarla, con i loro pro e contro;
- può essere utile o necessario fare delle prove, perché non

siamo tutti uguali, e non tutti si trovano bene con lo stesso sistema;

- se il bambino ha meno di 6 settimane, è ancora nella fase in cui sta imparando, e c'è un motivo in più per preferire sistemi alternativi a biberon e ciucci;

- datti sempre la possibilità di tornare sui tuoi passi. Nessuna strada è una strada a senso unico;

- se stai dando un biberon, *non è perché sei un cattivo genitore*, ma perché *ti sei trovata in difficoltà* e non hai trovato aiuto al momento giusto!

I sistemi alternativi con cui alimentare il bambino vanno da un semplice cucchiaino o tazzina alla cannuccia, dalla siringa (senz'ago ovviamente) ai dispositivi per l'alimentazione dotati di tubicini che si possono fissare al seno o al dito (*finger feeding*), dagli speciali biberon con beccucci ai cucchiai morbidi al posto della tettarella. Dato che non è una cosa così comune usare uno di questi metodi con un bimbo piccolo, e scegliere quale usare non è una faccenda di intuito, preferisco non dare mille dettagli col rischio che tu ti perda in autodiagnosi. Se pensi di aver bisogno di uno di questi strumenti, hai bisogno anche di sostegno e accompagnamento per imparare a usarli e verificare che stanno funzionando.

Ricorda una cosa importante, anzi due:

- prima intervieni per analizzare, e se necessario affrontare il problema, meglio è: non solo eviti di stare sveglia la notte per la preoccupazione, ma è più facile di solito e più breve risolvere le difficoltà;
- ogni situazione è diversa dalle altre e la soluzione può essere più breve o più lunga, ma è sempre un processo che può essere aggiustato e adattato a te e al tuo bambino, sulla base delle vostre priorità.

Il tiralatte

Il tiralatte, come ogni altro strumento, può essere utile o inutile, e va usato secondo certi criteri. Oggi sento sempre più spesso che in certe strutture ospedaliere ora indicano, al posto del vecchio biberon, di comprare un tiralatte. E perché mai?

Se il bambino si attacca subito e bene, e la mamma allatta a richiesta, il tiralatte non serve.

Per una necessità sporadica, la mamma può spremere il latte manualmente e non c'è bisogno che debba acquistare un altro aggeggio che occupa spazio in casa. Per esempio, se devi spremere il colostro, che è per definizione prodotto in gocce, probabilmente puoi fare direttamente con le tue mani.

Nei casi in cui veramente il tiralatte serve, c'è da sapere cosa usare e come usarlo, altrimenti si rischia che non abbia alcun effetto. In questo modo è nato il mito che **il tiralatte manda via il latte** (in realtà è stato usato o scelto male, e non ha funzionato, nella maggior parte dei casi).

Il tiralatte è utile se:

- ti trovi nella necessità di stimolare maggiormente il seno e la suzione del bambino non è sufficiente;
- sei separata per motivi medici dal piccolo;
- devi fare una scorta di latte in previsione di una separazione;
- più avanti, se devi rientrare al lavoro;
- se hai avuto un prematuro o due gemelli, il tiralatte più che utile spesso è necessario o indispensabile.

Come ogni macchinario, ci sono diversi tipi di tiralatte. Evita tiralatte manuali arcaici, come quelli a pompetta o siringa. Per fortuna esistono oggi tiralatte molto più comodi, indolori ed efficaci, perché farti del male con quell'anticaglia? Quelli di moderna generazione che si usano con una mano sola o con lo stantuffo sono molto più efficaci.

Personalmente uso sempre i kit per tiralatte ospedaliero professionale, perché sono molto affidabili, e se se ne ravvisa la necessità, si può affittare il motore senza dover spendere altri soldi per un nuovo tiralatte adattabile al motore. Se non devi tirare il latte per periodi lunghi o per grandi quantità, probabilmente non ti serve un tiralatte elettrico ma è più che sufficiente spremere a mano o usare un tiralatte manuale.

Quando estrai il latte ricorda che:
- il latte non esce a fiumi, e avrai bisogno di acquisire un po' di pratica;
- se è la prima volta o il primo giorno che tiri il latte, non farai grandi quantità, e questo non significa che non hai latte, ma che pian piano il seno capirà, grazie alla richiesta, che deve

aumentare l'offerta;

- non tutte le donne hanno **schizzi,** lo stesso numero di dotti, gli stessi tempi e facilità a estrarre il latte. **Estrarre** il latte dal seno non ha nulla a che fare con la tua capacità di **produrre** latte;

- quando estrai il latte, non devi arrivare alla quantità totale richiesta. Spremi o tira il latte per **non più di 20-30 minuti in totale**, meglio se alternando spesso i seni. È molto più efficace tirare poco e spesso nella giornata, che fare sessioni estenuanti poche volte al giorno;

- anche quando tiri il latte, rilasciare l'ossitocina è fondamentale, ma non è così facile come riesce a smuoverla tuo figlio. Se sei di fretta, preoccupata, angosciata, non uscirà una goccia;

- ci sono momenti della giornata in cui tirarsi il latte è più facile, altri in cui non esce che qualche grammo (tipicamente la sera). Approfitta dei momenti in cui ne tiri di più, e non ti avvilire nella fase "calante", ciò che conta è quanto tiri nelle 24 ore!

- tieni il tiralatte a portata di mano. Quando senti la "calata", lascia qualsiasi cosa tu stia facendo, e approfitta per tirare subito un po' di latte.

Altri modi per tirare il latte

Non tutte le mamme si trovano bene col tiralatte, e non vale la pena di comprarlo se devi spremere poche gocce o solo per un paio di giorni. Puoi anche spremere il seno a mano, o usare dei sistemi alternativi.

Ogni donna è diversa, per ogni metodo occorre "prenderci la mano", e quindi alcune devono sperimentare più sistemi per capire qual è il migliore per loro. Per spremere il latte a mano, devi posizionare le dita intorno all'areola, più o meno a 2,5-4 cm dal capezzolo. L'errore tipico che vedo, sono le dita messe **sul** capezzolo: in quel modo forse spremerai solo le due-tre gocce che sono in fondo ai dotti, ma non potrai estrarre bene il latte.

Se devi spremere il latte in modo occasionale, o non riesci a farlo a mano o col tiralatte, puoi anche usare il metodo della bottiglia.
Il metodo della bottiglia consiste nel prendere una bottiglia a collo largo, tipo quelle della passata di pomodoro, e riempirla di acqua bollente; aspetta un minuto che il vetro si scaldi, poi svuotala e velocemente, reggendola con un panno, raffredda **solo l'imboccatura** della bottiglia sotto il getto dell'acqua fredda

229

(attenta a non scottarti in queste operazioni!), metti quindi l'imboccatura della bottiglia al seno, col capezzolo centrato. Poi aspetta che l'aria all'interno si raffreddi: si formerà un vuoto d'aria che delicatamente farà uscire il latte. Puoi ripetere più volte questi passaggi, finché la tensione al seno non diminuisce.

Ricorda: qualsiasi metodo usi, **non deve farti male**! Se ti fa male, controlla se lo stai facendo correttamente, o cambia metodo, o fatti vedere da una consulente in allattamento.

Conservare il latte e utilizzarlo
Per far diventare il tuo latte **cattivo**, devi davvero maltrattarlo. Dato che il tuo latte è vivo e contiene un tesoro di anticorpi, non c'è motivo di pensare che si rovini prima del latte pastorizzato che hai in frigo (anzi, è proprio il contrario). Se hai un bimbo sano nato a termine, puoi tenere a temperatura ambiente (uguale o inferiore a 20°) il latte spremuto o tirato anche due-tre ore.

Se pensi di non usarlo entro questo termine, mettilo in frigo e usalo entro tre-quattro giorni. Altrimenti mettilo in freezer, può stare anche sei mesi in quello a quattro stelle. Usa contenitori ben lavati e asciugati, per una dose di circa 100 ml. Non serve comprare per forza le bustine apposite, va benissimo riciclare i barattoli di vetro della marmellata.

Quando devi usarlo, se era in frigo mettilo a scaldare a bagnomaria, se era in freezer tira fuori il contenitore per stemperarne la temperatura e poi a bagnomaria. Non usare il microonde né la fiamma diretta.

Se hai un bambino prematuro o con patologie, queste indicazioni temporali vanno ridotte per prudenza, e si deve usare una maggiore attenzione nella pulizia (delle mani quando lo tiri e nella sterilizzazione del tiralatte e dei contenitori).

Gemelli

Le neomamme di gemelli di solito si preoccupano di due aspetti concernenti l'allattamento: la quantità di latte e la gestione dei neonati. Chiaramente in una cultura dove l'allattamento viene visto come un processo molto fragile e fallace, è ovvio raddoppiare le preoccupazioni davanti a due bambini. Ma come facevano le mamme di gemelli nell'antico Egitto? In definitiva, se abbiamo due seni, probabilmente la Natura ha previsto che possiamo avere parti gemellari.

Quello però che succede spesso fin dal primo giorno in ospedale, è che alla mamma viene portato **un neonato per volta**, giustificando questa routine con motivi vari. Si dice alla mamma che in questo modo è più facile, o addirittura che non è possibile allattarli insieme; si dice che non ha ancora abbastanza latte (o che non lo avrà **mai!**), che così intanto all'altro bambino ci pensa qualcun altro e lei non si deve preoccupare, che così si riposa di più, si affatica meno, e via dicendo.

In questo modo però, il seno viene **ingannato,** e si calibra per sfamare un bambino solo. In realtà, non c'è alcun motivo di pensare che il seno non possa produrre per due (o per tre), ed è bene farlo il più presto possibile, dato che oggi sappiamo che i primi giorni sono fondamentali per una buona calibrazione.

Riguardo alla gestione dei gemelli, certo, averne due insieme è più impegnativo e può essere più complicato di un neonato solo. Spesso le neomamme hanno la sensazione che due braccia siano insufficienti con un solo bambino, figuriamoci con dei gemelli: ce ne vorrebbero quattro! Ma se tu dessi il biberon, il numero delle tue braccia non aumenterebbe certo. "Chiaro, Martina", mi rispondono di solito a questo punto, "ma il biberon lo può dare un'altra persona". Certo, ma quella stessa persona può fare tutto il resto, e lasciare il momento della poppata al seno della mamma. La mamma **è una persona speciale** per i suoi bambini, anche se sono due o più di due.

Se gestisci bene l'impegnativo momento dell'avvio, poi potrai godere appieno delle comodità dell'allattamento: e se con un bambino allattare è facile, veloce, gratis, comodo, con i gemelli i suoi vantaggi sono moltiplicati! Avere due neonati contemporaneamente *è* estremamente impegnativo e spesso faticoso: ma questo non dipende certo dall'allattamento.

Spesso oggi i gemelli vengono fatti nascere prima e con cesareo, per cui servono le stesse accortezze che suggeriamo per i parti operativi e/o i prematuri. Una delle tipiche domande delle mamme di gemelli è: "Come faccio ad allattarli contemporaneamente?". Be', si può fare… come molte altre cose con i gemelli, è una faccenda di equilibrismo e pratica. Vi sono molte posizioni da adottare, per esempio con un bambino a culla e uno a rugby, oppure entrambi a rugby. Potete trovare diverse immagini di posizioni sul web.

Ma la cosa importante da focalizzare è che difficilmente i bambini avranno **sempre** voglia di poppare nello stesso momento! Qualche volta sarà così, qualche altra volta si sveglieranno in momenti diversi. A volte potresti prendere tu l'iniziativa a seconda di come ti trovi più comoda.

Vi sono dei **pro** sia allattandoli insieme sia allattandoli uno per volta:

- se si allatta un bimbo per volta, è più facile, in particolare nella prima fase in cui si sta imparando, posizionarli e farli attaccare correttamente;
- allattando singolarmente, la mamma dà delle attenzioni **esclusive** a ciascuno, cosa che spesso sembra mancare;
- se si allattano i gemelli insieme (naturalmente se sono due, perché se sono più di due, qualcuno deve per forza attendere il suo turno), si riducono i tempi dedicati alla poppata;

- allattandoli insieme, si gode dell'interazione che i fratelli hanno fra loro;
- se uno dei due è più pigro, di basso peso, o ha difficoltà di suzione, il fratello più competente lo aiuta perché stimola la calata e il flusso del latte anche al secondo seno.

Soprattutto se li allatti insieme, può essere di grande aiuto circondarti di cuscini o coperte arrotolate, per tenerne ben fermo uno mentre sistemi l'altro gemello. Può essere anche utile (o necessario in certi momenti!), tirar su il fratellino che ancora non chiedeva, per allattarli insieme, se per esempio dovete uscire o fare qualcosa dopo la poppata: perlomeno provaci… e vedi cosa ne pensa il secondo commensale. Allattare a richiesta in certi casi può significare anche a richiesta della mamma!

Non temere di **confonderli** al seno: ogni bambino ha un suo temperamento, e ti renderai conto prestissimo che anche il modo di poppare di ciascuno dei due sarà personalissimo!

Bambini prematuri

Se allattare è fondamentale per ogni bambino, per un prematuro, che non ha avuto il tempo di finire la sua maturazione in utero, è ancora più importante. A seconda del grado di prematurità, la situazione può essere molto stressante o preoccupare parecchio i neogenitori. Il bambino potrebbe avere bisogno di essere ricoverato anche per molti giorni in terapia intensiva, o avere cure mediche particolari.

Molte mamme di prematuri si colpevolizzano pensando di essere state loro la **causa** del parto pretermine. Allattare o tirarsi il latte per il piccolo aiuta tante mamme a sentirsi subito di nuovo utili (ma certo che lo sei! Io lo so, e spero che tu abbia persone di sostegno vicine che te lo dicano, ma magari in questo momento sei sopraffatta dall'ansia e non è facile fare i conti con i sentimenti e le emozioni nei momenti critici).

Un piccolo prematuro può avere bisogno di piccolissime quantità di latte a ogni poppata, ma è importante che tu **sfrutti** gli ormoni del post parto per permettere al seno di calibrare bene, e quindi per un certo periodo potresti ritrovarti a tirare molto più latte di quello che ti chiede l'ospedale. Puoi donare o congelare il latte in eccesso, per usi futuri. Saper svuotare bene il seno è fondamentale per una mamma separata dal suo bambino, per cui vai a leggere i paragrafi su tiralatte e conservazione del latte.

Tieni presente che a seconda del grado di prematurità o di salute del tuo piccolino, le indicazioni sull'igiene e la sterilità devono essere più restrittive e di solito in ospedale vengono date informazioni sul protocollo da seguire.

Sia che il bambino sia con te, sia che tu vada da lui anche per pochi minuti al giorno, il **contatto** sarà importantissimo per voi. La cosiddetta **terapia canguro**, o **marsupio-terapia**, viene fatta ormai da moltissimi ospedali, e vi sono prove scientifiche solidissime sui benefici che essa dà sia alla mamma che al bambino, e in particolare quanto essa aiuti il bambino nel suo recupero.

PUNTO CHIAVE n. 28: anche in situazioni particolari come i gemelli o un bimbo prematuro, si può far funzionare l'allattamento. La mamma potrebbe avere bisogno di aiuto competente o di qualche strumento supplementare come un tiralatte.

Se il piccolo è stato tanto tempo in ospedale, quando finalmente potrai portarlo a casa, potresti avere difficoltà se non si è mai attaccato prima al seno. In particolare se ha imparato a succhiare da un biberon, deve re-imparare la tecnica, quindi dovrai fare quello che è stato indicato nel capitolo 2 e 3. Chiedi affiancamento e aiuto a una consulente in allattamento con esperienza di prematuri.

RIEPILOGO DEL CAPITOLO 5:

- PUNTO CHIAVE n. 24: la stragrande maggioranza delle difficoltà in allattamento si può affrontare e risolvere. Non si può dire a priori che un problema è irrisolvibile.

- PUNTO CHIAVE n. 25: nei primissimi giorni un bambino che dorme troppo va svegliato se non fa almeno otto poppate nelle 24 ore e non evacua e urina a sufficienza.

- PUNTO CHIAVE n. 26: la prima cosa da verificare se la mamma ha dolori al seno e/o il neonato non sta crescendo bene è il posizionamento e l'attacco.

- PUNTO CHIAVE n. 27: prima di decidere per una qualsiasi strategia, va valutata tutta la situazione e controllato cosa non sta funzionando. Solo dopo aver individuato la causa del problema, si può ragionare sulle possibili azioni per risolverlo.

- PUNTO CHIAVE n. 28: anche in situazioni particolari come i gemelli o un bimbo prematuro, si può far funzionare l'allattamento. La mamma potrebbe avere bisogno di aiuto competente o di qualche strumento supplementare come un tiralatte.

CAPITOLO 6:

Come affrontare i mesi successivi

e situazioni particolari

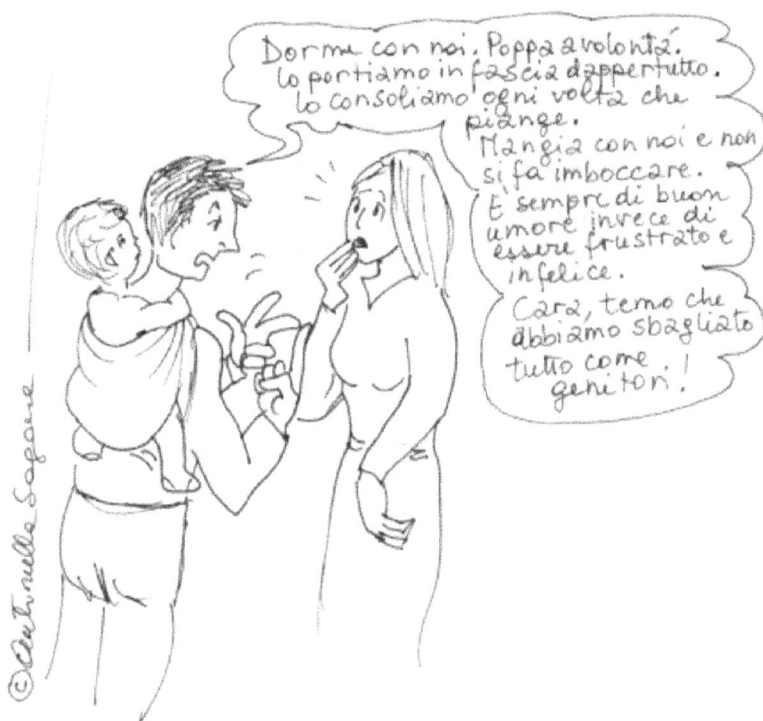

Quando il bambino cresce

Passate le prime settimane, tu e il tuo bambino potete trovare un vostro ritmo e modalità di interazione, e godere appieno dei vantaggi dell'allattamento. In particolare se non hai altri bambini da accudire e sei in astensione dal lavoro questo può essere un periodo davvero bello e intenso.

È stato detto che buona parte delle difficoltà si incontrano all'inizio della tua avventura, ma vi possono essere momenti anche più in là che possono creare qualche intoppo. Molte delle situazioni descritte nel capitolo precedente possono presentarsi anche dopo le prime settimane, e poi ve ne sono altre che più frequentemente arrivano dopo il periodo di **rodaggio**. In ogni caso, se hai un problema, cercalo anche nel capitolo 5, se non lo trovi qui.

Ho ancora abbastanza latte?

Hai fatto tanto per partire col piede giusto, il primo mese è andato benissimo, magari anche il secondo, ed ecco che inizi a preoccuparti (o preoccuparti di nuovo) della quantità di latte. Magari l'idea non ti aveva sfiorata fino a che non hai parlato con tua cugina che ti ha raccontato storie dell'orrore su mamme alle quali il latte è **sparito** all'improvviso, o bambini **deperiti** senza che i genitori se ne accorgessero.

Ecco così che il lavaggio del cervello che abbiamo ricevuto fin da bambine trova un varco e cominciamo a pesare il povero pupo quaranta volte a settimana. Perché tanto spesso le mamme iniziano a preoccuparsi della quantità di latte? Se il bambino è cresciuto bene fino a quel momento, perché mai il seno ora non dovrebbe funzionare più? È probabilmente il momento di andare a ripassare il capitolo 1, visto che è passato un po' di tempo da quando lo abbiamo letto…

PUNTO CHIAVE n. 29: sebbene molti problemi in allattamento siano concentrati nelle prime settimane, possono accadere degli intoppi anche in seguito, ma anche questi possono essere risolti e superati.

Spesso vi sono dei **segnali che ci inducono a preoccuparci senza motivo.**

La curva di crescita

Di solito i bambini crescono moltissimo nelle prime settimane e poi la curva (sarà mica per questo che si chiama **curva** e non **linea retta**?!) inizia appunto a curvare. Se quindi ci avevi preso gusto a vedere la bilancia dire ogni settimana che tuo figlio aveva preso 200 grammi, quando vedi 120 forse ti spaventi: non sarà mica che non ho più latte? No, cara mamma, è che se continuasse a crescere 200 grammi a settimana diventerebbe un elefante. Questo fenomeno ha fatto nascere anche il mito che il latte dopo il quarto mese diventi **acqua**, cioè si **alleggerisca**. Spesso alle mamme viene detto che non può più bastare il loro latte perché non è più **nutriente**, e bisogna passare ad altro (latte di formula oppure pappa). L'errore a monte è avere ancora la bilancia in casa: restituiscila o pesaci la pastasciutta!

Seni gonfi, seni flosci

Di solito col primo figlio il seno cresce un po' (chi poco, chi di più) rispetto alla propria taglia abituale, e lo senti più pieno, turgido e/o pesante. Passate alcune settimane, a un certo punto ti accorgi che il reggiseno da allattamento ti va largo, e il seno non è più turgido, anzi essendoti abituata a quell'aspetto, ti sembra quasi quasi rilassato e floscio. Amica mia, questo è l'aspetto normale del seno, anche in allattamento. Quello che avevi sperimentato prima era un certo grado di ingorgo, dovuto al fatto che il seno stava ancora calibrando la produzione con la richiesta del bambino. Prima o poi il seno torna a tutte come era prima della gravidanza (e so che se prima avevi la prima taglia, forse la cosa non ti farà piacere!) Il latte finalmente viene prodotto **su ordinazione**, cioè solo **durante le poppate** e va subito nel pancino del piccolo, quindi non fai in tempo a sentirti più il seno **pieno**.

Perdite di latte

Vale lo stesso concetto dei seni flosci. Non c'è più bisogno di tanto spreco quando il seno ha ormai capito cosa fare. Tra l'altro vi sono donne che non perdono mai una goccia di latte, e non è certo un sintomo legato in alcun modo alla quantità di latte! Prima o poi tutte (chi prima, chi dopo) smettono di gocciolare e aver bisogno di coppette assorbilatte: non ne sei contenta?

Scatti di crescita

Vi sono alcuni momenti in cui all'improvviso il bambino sembra davvero scontento. La settimana prima andava tutto bene, le poppate avevano un loro andamento, tu allattavi tranquilla. Da qualche giorno invece il bambino chiede molto più spesso, soprattutto il pomeriggio/sera, e/o si attacca e si stacca in continuazione, sembra proprio insoddisfatto! Il seno più stimolato appare proprio vuoto, ed ecco qui il solito fantasma: è andato via il latte!? Ma perché mai dovrebbe essere andato via? Dove sarà finito?

Cosa succede in realtà è qualcosa che le nostre nonne, che allattavano tutte, conoscevano bene, cioè i cosiddetti giorni di frequenza o scatti di crescita. Infatti, i bambini non crescono certo sempre nello stesso identico modo, e sembra ci siano momenti in cui devono mangiare di più per soddisfare un'esigenza maggiore di crescita. Cosa fanno quindi? Chiedono più spesso.

Se allatti a richiesta, semplicemente assecondando la richiesta diversa di questi giorni, darai un input extra al seno, che adeguerà la produzione e in pochi giorni la **crisi** passerà.

PUNTO CHIAVE n. 30: spesso la mamma pensa di non avere più latte o che non sia più adeguato, perché interpreta male alcuni segnali normali, come il seno non più gonfio o la fine delle perdite di latte.

Si sveglia la notte

Ecco un altro mito: che il bambino dopo il terzo mese dorma tutta la notte di filato. Lo farà, ma… be'… diciamo che devi aspettare ancora un bel po' di mesi! Ben pochi bambini dormono tutta la notte prima del primo anno, e in genere finché c'è qualche dentino che spunta, molari compresi, ci sono dei periodi in cui tuo figlio si sveglia la notte. Quindi se nel terzo mese alcuni bambini iniziano a fare intervalli più lunghi, quasi sempre poi i risvegli aumentano anche più di prima. La quantità di latte non c'entra proprio nulla.

Dare la "regolarità"

Questo è un altro esempio del fatto che è così difficile ascoltare se stesse e i bambini e fare di testa propria. Spesso la mamma inizia ad allattare a richiesta nelle prime settimane, perché sa che è importante per la calibrazione del seno, per avere una buona produzione, per calmare il bambino e via dicendo. Passate alcune settimane cominciano a dirti decine di volte al giorno: "Ma quante volte poppa? Ancora fa dieci poppate? Non si è ancora regolarizzato? Non gli dai il ciuccio (o acqua, camomilla, tisana...)? Non ti senti stanca? Non è meglio se gli dai un ritmo?".

Così se fino a quel momento magari eri più che serena, e il tuo allattamento procedeva a gonfie vele, inizi a **tirare** un po' il tempo tra una poppata e l'altra. Molti bambini si lasciano trastullare un po' se non hanno ancora una fame nera, o si accontentano del succhiotto o di un biberon d'acqua. Certo, passato del tempo poi strilleranno, perché lo stomaco si fa sentire! Ma intanto hai rimandato la poppata diciamo di mezz'ora. E di mezz'ora in mezz'ora, alla fine della giornata magari hai saltato due o tre poppate. Questo però non è più allattamento a richiesta. Se il bambino fa tre poppate in meno, diciamo circa 150 grammi in meno, il seno di lì a qualche giorno produrrà un etto e mezzo di latte in meno perché non glielo chiediamo più.

Questo perverso meccanismo spesso capita dopo le sei settimane o dopo i tre mesi, quando, per qualche motivo che non conosco, le nonne iniziano a fare *pressing* se il nipote fa più delle famigerate sei poppate al dì che dicevano a loro trenta anni fa. Ho aiutato diverse mamme con bimbi di 3-4 mesi che stavano per introdurre la formula per un calo di latte dovuto solo al fatto che rimandavano le poppate e/o avevano introdotto il ciuccio.

Non ti sto dicendo che se la gestione dell'allattamento a richiesta ti sta stretta, devi per forza allattare quattordici volte al giorno e non dare mai e poi mai il ciuccio (se stai guidando in autostrada, puoi darglielo, se urla come un'aquila e rischi di andare a sbattere!): devi sapere però che questo può potenzialmente interferire con il meccanismo di domanda-offerta della produzione di latte. Così se ti accorgi che qualcosa non va, sai cosa potrebbe essere stato e puoi decidere sul da farsi: continuare con la nuova gestione ma dare una giunta, oppure provare a fare marcia indietro e vedere se l'allattamento ritorna a regime.

PUNTO CHIAVE n. 31: cercare di dare degli orari o ritmi anche dopo le prime settimane è uno dei motivi più frequenti per cui l'allattamento si inceppa. Meglio continuare ad

allattare senza orologio!

Lo sciopero del poppante

A volte il bambino rifiuta il seno, perché c'è qualcosa che non va. Può essere una causa fisica, per esempio ha il nasino tappato per il raffreddore e non riesce a poppare per questo. Altre volte il motivo riguarda la sfera relazionale, come quando in casa c'è un momento difficile e il bimbo in questo modo ci fa capire che anche lui risente della situazione e ha bisogno di essere rassicurato.

Lo sciopero di solito arriva all'improvviso e ti prende alla sprovvista. Immagina che sensazione terribile provare ad allattare e vedere che il bambino non lo accetta. Molte donne reagiscono sentendosi **rifiutate** e hanno bisogno di capire cosa succede per non sentirsi respinte come mamme. Prova a fare mente locale su cosa è successo nei giorni immediatamente precedenti: il bambino sta bene o è stato male? Qualcun altro in casa è stato malato? Ti sei assentata? Sta mettendo un dentino? È stata introdotta qualche novità nella vostra vita quotidiana? Sei stata molto presa da qualcosa? Hai cambiato deodorante?

Quale che sia il motivo per cui è arrivato lo sciopero, la soluzione non è svezzare il bambino, ma cercare di capire la causa e rassicurarlo. Non sempre è facile capire la causa, e talvolta ce ne rendiamo conto solo a posteriori. Ma nel frattempo possiamo fare una pausa, o rallentare un po', sospendere tutte le attività non strettamente necessarie, metterci un po' a riposo col bambino, fare molto contatto pelle-a-pelle, rassicurarlo con ciò che sapete gli piace.

Non dobbiamo cercare di costringerlo a prendere il seno, semmai può essere necessario tirare o spremere il latte e darlo con un sistema alternativo e dare il seno solo come contatto o conforto (se lo accetta). Gli scioperi affrontati bene si esauriscono in pochi giorni. In quei momenti però cerca **sostegno emotivo e pratico**, perché ne avrai un gran bisogno.

Se la mamma sta male

Cosa succede se tu ti ammali o hai una patologia cronica? Nella stragrande maggioranza delle situazioni l'allattamento non è controindicato, anzi alle volte, come abbiamo visto nel capitolo 1, può addirittura aiutare il tuo assetto ormonale o metabolico.

In generale tutti i malanni infettivi di stagione non sono motivo di preoccupazione. Se per esempio prendi l'influenza, non ha senso separarti dal bambino, se è sano e a termine e non vi sono indicazioni contrarie del pediatra, perché egli è già entrato in contatto col germe per via della vicinanza con te, quando stavi incubando il malanno. Piuttosto abbiamo visto che allattare lo aiuta perché prende un supplemento di anticorpi specifici e dà una mano anche a te, che puoi metterti a letto insieme a lui ed allattare anche se ti senti troppo abbattuta per fare altro. Fai attenzione a reidratarti a sufficienza, se ne hai necessità.

Se hai una patologia grave o necessità di interventi chirurgici, chiedi ai dottori le terapie che devi fare e controlla da una fonte aggiornata la loro compatibilità con l'allattamento. Sono pochi i farmaci o le terapie veramente controindicate se si allatta, e in tali rare evenienze vi sono alternative compatibili nella buona parte dei casi. Molte consulenti in allattamento hanno testi aggiornati o possono cercare riferimenti recenti sul farmaco che ti serve, così che tu possa poi discuterli col tuo medico curante.

Spesso si considera l'allattamento come una **fatica** che in quel momento difficile non saresti in grado di sostenere. Mi piacerebbe che fossero le donne a poter decidere se è così o no. Fisicamente parlando, allattare non è affatto uno **sforzo**, anzi, allattando ci si riposa e rilassa. E poi, chi si occupa del bambino? Se sei sempre tu a doverlo fare e non hai aiuto nonostante la malattia (come purtroppo succede spesso), non è meglio mettersi a letto entrambi, mamma e piccolo, e allattare e riposare insieme? E se invece hai aiuto, fai fare agli altri **tutto il resto**, e fatti coccolare insieme al tuo bambino.

Se il bambino sta male

Se è il bambino a essere malato, voi genitori sarete certo molto preoccupati. Oltre all'ansia per il decorso della malattia, spesso si aggiunge il pensiero che il bambino non deperisca o cali di peso. Abbiamo visto che attraverso il latte materno, il bambino riceve un aiuto enorme per il suo sistema immunitario, quindi a maggior ragione dovrebbe essere allattato se non sta bene. Inoltre allattarlo è uno dei modi più efficaci per rassicurarlo (e calmare anche la mamma). Spesso il latte di mamma è l'unica cosa che un bambino malato riesce a tenere nello stomaco. Se il piccolo vomita tutto, non c'è motivo di pensare che allattarlo possa fargli male (al massimo vomiterà pure quello), perché il latte di mamma non è "pesante", come spesso sentenziano le nonne (lo sarà il latte vaccino, al massimo).

Un bambino ospedalizzato non dovrebbe essere mai separato dalla madre, indipendentemente dal fatto che sia allattato o meno. Se è allattato, difficilmente il latte materno potrà interferire con le terapie, non più di un qualsiasi altro liquido diverso dall'acqua. Allattare subito dopo un prelievo di sangue o un esame invasivo, calma il bambino in modo molto più veloce ed efficace di qualsiasi altro metodo (cosa particolarmente importante per un bambino con problemi respiratori o cardiaci, perché piangere diminuisce l'ossigenazione e altera il ritmo del cuore e dei polmoni).

Se devi essere separata dal bambino

Se dovete essere separati per una terapia o un intervento chirurgico, puoi ricominciare ad allattare quando il piccolo si riprende. Attenzione agli ingorghi però! Se prima della sospensione delle poppate allattavi ancora più volte nell'arco della giornata, non ti lasciar ingannare dal fatto che da settimane non perdevi più latte, non bagnavi le coppette o non sentivi il seno pieno. Saltare le poppate potrebbe crearti un ingorgo in un momento in cui non hai certo tempo ed energia per gestirlo.

Questo vale, anche se devi rientrare a lavoro: puoi continuare ad allattare anche se sarai fuori casa per diverse ore; per esempio ti puoi organizzare per tirarti il latte e farlo dare in tua assenza se il bambino ha meno di 6 mesi e non è ancora svezzato.

Tieni quindi vicino un buon tiralatte, magari elettrico, così non devi fare alcun lavoro fisico e se senti il seno riempirsi troppo, svuotalo. In questo modo, inoltre, manterrai la produzione se e quando riprenderai ad allattare. Se stai pensando di interrompere l'allattamento, vedi il paragrafo successivo.

PUNTO CHIAVE n. 32: anche in situazioni particolari, per esempio in caso di malattia o separazione dal bambino, l'allattamento non solo può essere preservato, ma può offrire i suoi benefici a maggior ragione nei momenti difficili.

Se niente funziona

Vi sono tanti fattori coinvolti nel tuo allattamento e nel suo successo: tu e tuo figlio, come sono andati gravidanza e parto, le tue aspettative e le informazioni che avevi, in che momento arrivano, se hai incontrato persone competenti e incoraggianti, l'atteggiamento della tua famiglia, se hai altri figli e molte altre cose ancora.

Così, se ci sono difficoltà, potresti provare tanti sistemi per cercare di risolverle e renderti conto che, nonostante ciò, le cose non vadano come ti aspettavi. Non si può dire a priori che una soluzione funzionerà al 100% o quanto tempo ci vorrà. Questo, d'altronde, vale anche per una normale terapia antibiotica o una cura di qualsiasi altro genere.

Devi fare i conti con te e il tuo bambino. Con il bambino, perché lui è non solo parte attiva ma il vero protagonista (penso per esempio alla rieducazione della suzione), e con te stessa, come ti senti, come rispondono i tuoi ormoni, come riesci ad organizzarti durante la giornata. A volte è difficile individuare chiaramente i problemi e le cause che li hanno generati. Altre volte, anche se sei riuscita a individuare perfettamente cosa sta succedendo, le strategie da mettere in atto non vanno bene per te, per la tua routine quotidiana o per il tuo bambino. Le cose non funzionano nello stesso modo per tutti.

Spesso vedo mamme che le hanno già provate tutte e hanno fatto un **pellegrinaggio** andando a chiedere aiuto a dozzine di persone diverse, e niente ha funzionato. Certe volte, quando arrivano alla soluzione **giusta,** sono già così stanche e frustrate, che l'idea di dover applicare altri metodi, o aspettare ancora giorni o settimane per vedere la risoluzione dei problemi, per loro è semplicemente **troppo.**

In certe situazioni puoi dover provare un metodo senza avere la certezza che sia quello giusto o sperimentarne più di uno prima di azzeccare il più efficace per te e tuo figlio. In altri casi, è il bambino che non accetta bene ciò che devi fare.

Ti potresti trovare così a dover constatare che non ne puoi più e volerla far finita con questo benedetto allattamento. In questi momenti difficili, poi, la cultura del biberon che abbiamo assorbito fin da bambine emerge prorompente. La nonna o la zia, o la tua migliore amica, ti ripetono venti volte al giorno che se avessi già dato il biberon, ora saresti serena e tranquilla e il bambino crescerebbe lo stesso bene, come tanti altri prima di lui. Intendiamoci, non faccio parte di quella corrente di pensiero che dice che è meglio una mamma rilassata col biberon, che una stressata che allatta. Penso che le cose non siano così semplificabili. Credo così profondamente che l'allattamento sia la cosa giusta per te e il tuo bambino, e conosco così bene i danni del mancato allattamento, che ritengo non si possa fare un paragone di quel genere. La scelta non deve essere tra te e il tuo bambino. Il punto è però che a volte non c'è molto da scegliere.

Credo anche profondamente che ognuna di noi faccia del suo meglio in un certo momento della sua vita e con ciò che la vita le mette a disposizione in quel preciso momento. Sono certa che ognuna di noi farebbe di meglio, se potesse. Ma siccome siamo esseri umani, abbiamo tutte un limite, personale e indiscutibile, che dipende dalle circostanze di quel preciso istante.

Come sostenitrice dell'allattamento sono desolata quando una mamma non ce la fa o non si trova bene con le strategie che potrebbero farle risolvere un problema. Ma è un dato di fatto: quante volte in altre occasioni della vita ci siamo trovate a non riuscire a fare qualcosa, e magari poi ci siamo riuscite la volta successiva?

Così, può accadere che ce l'hai messa tutta eppure non sta funzionando, o che quel sistema, che ha risolto il problema della tua migliore amica, con te non ha alcun effetto. Come dicevo sopra, ogni problema può avere più soluzioni diverse, e non c'è una **ricetta** giusta valida per tutte. Potresti anche non aver trovato un esperto del settore che abbia individuato bene il tuo personale problema.

Vale quindi sempre la pena cercare un altro parere o tentare una strada diversa da quella che hai già tentato. Nel frattempo vai a un gruppo di incontro di mamme che allattano, perché avrai bisogno di tanto sostegno e incoraggiamento, empatia e calore. Cerca ascolto ed evita chi ti giudica.

Ma se hai già tentato più strade, e hai sentito più esperti, ti sei confrontata con altre mamme magari in un gruppo per mamme che allattano e non sai più che pesci prendere, puoi arrivare al punto di voler mollare. Mi piacerebbe poterti dire che c'è un sistema per risolvere sempre tutto, ma non è così. Magari ti ho suggerito un sistema, ma con voi due non funziona, o tu non ce la fai a farlo tutti i giorni, o è il bambino che non lo accetta facilmente, o si è messa in mezzo una qualsiasi altra situazione che ti intralcia o ti impedisce di vedere la via di uscita.

Ho già parlato di senso di colpa nell'introduzione, che ti prego di leggere se non l'hai già fatto. Bando quindi ai sensi di colpa. Non sempre le cose vanno tutte a posto, nonostante gli sforzi. Se hai davvero tutte le informazioni e hai sperimentato tutte le strade fattibili per te, e con questa consapevolezza decidi di svezzare, sicuramente hai soppesato pro e contro e stai facendo la scelta giusta per voi in questo preciso momento: e nessuno dovrebbe permettersi di giudicarti – nemmeno te stessa!

Se quindi hai deciso di smettere, leggi il paragrafo sugli ingorghi ed evita di farti venire anche un ingorgo. Tieni presente che potresti avere un ingorgo anche se da settimane non senti più il seno pieno, né bagni più i vestiti. In via generale, è sempre molto meglio, se possibile, smettere di allattare in modo graduale piuttosto che improvviso, sia per te che per tuo figlio.

Quindi se puoi tenere duro ancora una settimana e diminuire man mano le poppate, è meglio che smettere dalla sera alla mattina. Se ce ne metti due, di settimane, ancora meglio. Datti un limite, guarda il calendario e decidi fino a che giorno sei disposta ad andare avanti, e fai un piano di svezzamento con quell'obiettivo.

Se il problema è il dolore al seno o al capezzolo, e quindi l'idea di attaccare il bambino ancora per qualche giorno ti getta nel panico, hai già provato a tirarlo o spremerlo? Prova un sistema che ti faccia meno male possibile (l'ideale è che non ti faccia alcun male). Tirare il latte aiuta te a evitare di ingorgarti e permette al bambino di avvantaggiarsi ancora un po' del tuo latte, passando così in modo meno brusco all'alimentazione artificiale.

Leggi il paragrafo sul tirarsi il latte. Se hai deciso di smettere definitivamente di allattare, non è più un problema come dai il latte estratto al bambino, usa il sistema più comodo per te. Puoi dare anche il biberon in modo da avere il massimo contatto fisico possibile, alternando le braccia dove sorreggi il bambino e tenendo il biberon quasi orizzontale in modo che a tuo figlio risulti più facile controllare l'intensità del flusso di latte.

Conforta il tuo bambino nel frattempo e cerca chi conforti te. Avete entrambi bisogno di calore, accettazione, sostegno. Fai tanto contatto pelle a pelle, e cerca modi alternativi per compensare il contatto fisico che non avete più attraverso l'allattamento. Metti il piccolo nella fascia e se non ce l'hai, è il momento per andare a comperarne una. Sei sempre una buona madre e ricordati che non saresti arrivata qui se non ci avessi tenuto così tanto ad allattare!

Mandare via il latte

Se ti propongono di tagliare la testa al toro e **mandare via il latte**, valuta prima le alternative che hai e se sei d'accordo con questa decisione. Nel caso in cui tu preferisca smettere, puoi optare per una soluzione più dolce (vedi in fondo al paragrafo precedente). Sappi che centinaia di mamme che hanno preso il farmaco per fermare la produzione dopo la fase di avvio dell'allattamento (cioè dopo i primi giorni o primissime settimane), non hanno avuto alcun risultato dall'assunzione del medicinale, perché ormai la produzione era ben avviata, quindi si sono trovate lo stesso con l'ingorgo o una mastite.

Quindi se anche decidi di prenderlo per chiudere con l'allattamento, devi comunque tirare il latte, sempre di meno gradualmente, finché non avrai più ingorghi. A conti fatti, molte mamme decidono di non prenderlo, perché ottengono lo stesso risultato solo tirando gradualmente sempre meno latte.

Fino a quando solo latte?
Siamo quasi alla fine di questo libro. Spero che ora l'allattamento sia in discesa e tu non abbia più dubbi sulla tua capacità di fare la mamma e produrre latte. Se dovessi avere uno di quei tipici intoppi oltre il secondo mese, spero di poterti dare una mano con questo capitolo.

Prima o poi ti chiederai, ma fino a quando va bene solo il mio latte? Fino a 6 mesi compiuti non hai alcun motivo di dare altro che il tuo seno. Il tuo latte sarà sempre il nutrimento più adeguato per tuo figlio, esclusivo fino ai 6 mesi compiuti appunto, e poi potrai iniziare a complementare coi primi cibi solidi. Ma fino a quel momento, approfitta della semplicità, comodità e praticità dell'allattare al seno!

PUNTO CHIAVE n. 33: fino ai 6 mesi compiuti il bambino non ha bisogno di altro che del latte della sua mamma. Allattare sarà ancora la parte principale della sua alimentazione per molte settimane mentre inizia a sperimentare i primi assaggi.

RIEPILOGO DEL CAPITOLO 6:

- PUNTO CHIAVE n. 29: sebbene molti problemi in allattamento siano concentrati nelle prime settimane, possono accadere degli intoppo anche in seguito, ma anche questi possono essere risolti e superati.

- PUNTO CHIAVE n. 30: spesso la mamma pensa di non avere più latte o che non sia più adeguato, perché interpreta male alcuni segnali normali, come il seno non più gonfio, o la fine delle perdite di latte.

- PUNTO CHIAVE n. 31: cercare di dare degli orari o ritmi anche dopo le prime settimane è uno dei motivi più frequenti per cui l'allattamento si inceppa. Meglio continuare ad allattare senza orologio!

- PUNTO CHIAVE n. 32: anche in situazioni particolari, per esempio in caso di malattia o separazione dal bambino, l'allattamento non solo può essere preservato, ma può offrire i suoi benefici a maggior ragione nei momenti difficili.

- PUNTO CHIAVE n. 33: fino ai 6 mesi compiuti il bambino non ha bisogno di altro che del latte della sua mamma. Allattare sarà ancora la parte principale della sua alimentazione per molte settimane mentre inizia a sperimentare i primi assaggi.

Conclusione

Allattare è il modo normale e biologicamente fisiologico, perfetto, e più semplice, comodo e sempre a portata di mano per soddisfare praticamente tutte le necessità di un cucciolo di essere umano.

Allattare offre innumerevoli benefici sia alla madre che al bambino, anche in termini di salute per tutta la durata della vita. Inoltre non richiede alcuna spesa, non ti costringe a dover uscire per comprarlo, non consuma energia per la sua produzione (tranne la tua, così che ti aiuta a ritornare al peso-forma) e non rilascia rifiuti nell'ambiente.

Allattare può essere una delle esperienze più gratificanti, piacevoli e piene, per te e per il tuo bambino.

La stragrande maggioranza delle donne ha il seno perfettamente funzionale ed è in grado di allattare non solo un bambino ma probabilmente anche due o tre contemporaneamente. Se allattare fosse ancora la norma per noi donne occidentali, non avremmo difficoltà a farlo, se non davvero molto, molto raramente.

Invece oggi la stragrande maggioranza delle mamme sperimenta problemi piccoli o al contrario enormi perché non sappiamo più cosa aspettarci dall'allattamento, quali azioni lo aiutano e quali lo ostacolano. Inoltre, spesso non riceviamo l'aiuto corretto nei momenti cruciali, in particolare nel momento del parto e nelle primissime settimane.

Per fortuna le difficoltà si possono prevenire, nella migliore delle ipotesi, o curare. La prevenzione sta nelle informazioni e nel sostegno, partorire nel modo meno medicalizzato possibile e non venire separate dal proprio bambino, allattare esclusivamente e a richiesta e fidarsi dei segnali che manda il bambino.

Se si presenta una difficoltà, con l'aiuto di un esperto competente in questo campo, tutto può essere risolto, soprattutto se si interviene tempestivamente. Ogni caso è a sé, quindi è opportuno che tu ti rivolga a un operatore esperto per la risoluzione di queste problematiche.

Uno dei concetti fondamentali da comprendere quando parliamo di allattamento, è che esso non è meramente dare da mangiare, ma è una vera e propria relazione, alla quale nessuno può imporre regole. Allattare esclusivamente e a richiesta, cioè senza aggiunte di alcun tipo al seno, e senza limiti di frequenza e durata delle poppate, è l'unico modo – e anche il più semplice – per assicurarci che il bambino prenda tutto quello di cui ha bisogno e tu abbia sempre latte a sufficienza.

Fino a sei mesi il tuo bambino non avrà bisogno di altro, così potrai godere appieno della comodità e dei benefici di allattare!

«Considerando che l'amore non ha prezzo
sono disposto a tutto per averne un po',
considerando che l'amore non ha prezzo
lo pagherò offrendo tutto l'amore,
tutto l'amore che ho».

Tutto l'amore che ho
Lorenzo Cherubini-Jovanotti, 2011

Ringraziamenti

Prima di tutto vorrei ringraziare mio marito e i miei figli: senza di loro non sarei qui ora. Ringrazio inoltre La Leche League Italia e International, mio punto di riferimento e arricchimento costante da quasi venti anni. Un ringraziamento speciale ad Antonella Sagone, collega, amica e mentore, nonché autrice delle vignette all'inizio di ogni capitolo, Marina Baldocci e Franco De Luca per la rilettura, e Aldo Cichetti per il costante sostegno che mi ha dato nella mia avventura da libera professionista.

LETTURE CONSIGLIATE

In questo breve elenco ti suggerisco alcuni libri che a mio parere non possono mancare nella biblioteca di un neogenitore. Naturalmente la lista non è esaustiva!

- **L'arte dell'allattamento materno, La Leche League (LLL, Brescia, 2004)**
La 'bibbia' per ogni mamma che allatta. Questo libro ha venduto più di 3 milioni di copie nel mondo. Contiene tra l'altro decine di storie e testimonianze di mamme.

- **Genitori di giorno... e di notte, William Sears (La Leche League, Brescia, 1985)**
Cos'è il sonno, perché i bambini si svegliano di notte, come sopravvivere alle nottate. Il testo di riferimento per i genitori che vogliono ascoltare i bisogni dei figli 24 ore su 24, notti comprese.

- **Una base sicura, John Bowlby (Raffaello Cortina editore, Milano, 1989)**
Il padre della teoria dell'attaccamento spiega cos'è la 'dipendenza'. Indispensabile.

- **Dove comincia l'amore, Klaus, Kennel (Bollati Boringhieri, Torino,1998)**
Cos'è il bonding e come si forma.

- **La scientificazione dell'amore, Michel Odent (Apogeo, Milano, 2008)**
Perché è tanto importante cosa succede alla nascita.

- **Genitori efficaci, Thomas Gordon (La meridiana, Bari, 2007)**
Un approccio rispettoso alla comunicazione coi figli.

- **Il concetto del continuum, Jean Liedhoff (La meridiana, Bari, 2000)**
Con alcune riserve un libro straordinario.

- **Crescerli con amore, La Leche League (LLL, Brescia, 2008)**
Libro bellissimo su come rapportarsi con i figli.

- **Svezzamento passo dopo passo, La Leche League (LLL, Brescia, 2002)**
Cosa fare quando si introducono i cibi solidi.

- **Allatti ancora? La Leche League (LLL, Brescia, 2007)**
  Allatti dopo un anno? Libro indispensabile!
- **Bebè a costo zero, Giorgia Cozza (Il Leone Verde, Torino, 2008)**
  Per difendersi dal consumismo e usare il senso critico.

ALTRE RISORSE

Sul web potete trovare altre risorse utili:

- www.latteecoccole.it

  Per sapere qualcosa in più su di me

- www.lllitalia.org

  Il sito web de La Leche League Italia, Lega per l'Allattamento Materno, l'associazione storica di aiuto per le mamme che allattano. Sul sito trovate molte FAQ utili ed interessanti, un servizio di help form, la piantina per trovare la Consulente LLL più vicina, altre news utili, e i libri e riviste curate da LLLItalia.

- http://www.mami.org/

  il MAMI fa parte della WABA (World Alliance for Breastfeeding Action), rete di organizzazioni che si occupano di promozione dell'allattamento. Sul sito trovate molti documenti e materiali utili per approfondire il tema, per esempio qui: http://www.mami.org/altrisiti.html#risorse

- www.aicpam.org

  Sito dell'Associazione Italiana Consulenti Professionali in Allattamento Materno (IBCLC) in Italia, dove potete trovare recapiti e documenti utili.

- http://www.stillen.it/

  Sito dell'associazione delle IBCLC altoatesine. In italiano e tedesco.

- http://www.ibfanitalia.org/

  IBFAN (International Baby Food Action Network) si occupa di protezione dell'allattamento e in particolare di promozione e rispetto del Codice Internazionale OMS/UNICEF sulla Commercializzazione dei Sostituti del Latte Materno e dalle successive pertinenti Risoluzioni dell'Assemblea Mondiale della Sanità

- http://www.epicentro.iss.it/argomenti/allattamento/allattamento.asp
Sezione dedicata all'allattamento del Portale del Centro Nazionale di Epidemiologia, Sorveglianza e Promozione della Salute dell'Istituto Superiore di Sanità.

- www.drjacknewman.com/
Sito del Dottor Jack Newman, direttore del Newman Breastfeeding Clinic & Institute di Toronto (Canada). Sul suo sito potete trovare diversi **video** molto interessanti su posizionamento ed attacco, oltre a documenti utili per molte situazioni che potreste incontrare allattando. Sito in inglese

- http://www.allattiamo.it/index.html
Qui potete trovare diversi articoli del Dott. Newman tradotti, come anche articoli di Katherine Dettwyler ed altri autori, molto interessanti. Potete anche iscrivervi al gruppo yahoo dedicato all'allattamento.

- http://www.naturalchild.org/james_mckenna/ e http://nd.edu/~jmckenn1/lab/
Siti del Dottor James Mc Kenna, direttore del Mother-Baby Behavioral Sleep Lab di Notre Dame, IN (USA), esperto mondiale sul sonno e in particolare sul **sonno di mamme e bambini.**

- http://www.allattiamo.it/attachment.htm
Per chi vuole sapere cos'è **l'attachment parenting**

- http://www.ilca.org/files/resources/international_regional_documetns/Blueprint%20Italian.pdf
Linee guida per l'allattamento 2004.

- http://www.who.int/childgrowth/standards/en/
Le nuove curve di crescita dell'OMS.

BIBLIOGRAFIA MINIMA

-   WHA, *Nutrizione dei neonati e dei bimbi piccoli*, 18 May 2001, WHA54.2, *"... proteggere, promuovere e sostenere l'allattamento esclusivo per sei mesi come raccomandazione di salute pubblica, tenendo conto delle scoperte degli esperti dell'Organizzazione Mondiale della Sanità in consultazione sulla durata ottimale dell'allattamento esclusivo, e assicurare cibi complementari sicuri ed appropriati con il proseguimento dell'allattamento al seno fino a due anni e oltre...".*
-   UNICEF, *Facts for Life*, NY, 3rd edition, 2002, p. 39.
-   Coutsoudis A, Pillay K, Spooner E, Kuhn L, Coovadia HM, "Influences of infant-feeding patterns on early mother-to-child transmission of HIV-1 in Durban, South Africa: a prospective cohort study", *The Lancet*, 354: 471-476, 1999.
-   *World Declaration* e *Plan of Action for Nutrition* della Conferenza Internazionale sulla Nutrizione, Roma, 1991. L'Articolo 30 del *Plan of Action* afferma che " L'allattamento al seno è il mezzo più sicuro per assicurare la sicurezza alimentare infantile e dovrebbe essere protetto e promosso da politiche e appropriate e programmi. Vedi anche Armstrong H, "Breastfeeding as the foundation of care", *Food and Nutrition Bulletin*, UNU Press, 16:4, 299-312, 1995.
-   Duncan B *et al.,* "Exclusive breastfeeding for at least 4 months protects against otitis media", *Pediatrics*, 91(5): 867-872, 1993.
-   Kramer MS *et al.,* "A Randomized Trial in the Republic of Belarus. Promotion of Breastfeeding Intervention Trial (PROBIT)", *JAMA*, 285: 413-420, 2001.
-   Cesar JA, Victora CG, Barros FC, Santos IS, Flores JA, "Impact of Breast Feeding on Admission for Pneumonia during Post-neonatal Period in Brazil: nested case-control study", *British Medical Journal,* 318: 1316-1320, 1999.
-   Oddy WH *et al.*, "Association between breast feeding and asthma in the 6-year old child: findings of a prospective cohort study", *British Medical Journal*, 319: 815-818, 1999.
-   Gdalevich M, Mimouni D, Mimouni M, "Breastfeeding and the Risk of Bronchial Asthma in Childhood: a systematic review with meta-analysis of prospective studies", *J. Pediatr*, 139: 261-266, 2001. Other studies on asthma and breastfeeding: Karanasekera KA, Jayasinghe JA, Alwis LW, "Risk Factors of Childhood Asthma: a Sri-Lankan study, *J Trop Pediatr*, 47: 142-145, 2001. Romieu I, Werneck G, Ruiz Vaelasco S, White M, Hernandez M, "Breastfeeding and Asthma among Brazilian Children", *J Asthma*, 37: 575-583, 2000. Wright AL, Holberg CJ, Taussig LM, Martinez FD, "Factors Influencing the Relation of Infant Feeding to Asthma and Recurrent Wheeze in Childhood", *Thorax*, 56: 192-197, 2001.
-   Vestergaard M, Obel C, Henriksen TB, Sorensen HT, Skajaa E, Ostergaard J, "Duration of Breastfeeding and Developmental Milestones during the Latter Half of Infancy", *Acta Paediatrica*, 88: 1327-1332, 1999. Other studies: Horwood LJ *et al.,* "Breastfeeding and Later Cognitive Development and Academic Outcomes", *Pediatrics*, 101, 1998. Lucas A *et al.,* "Breastmilk and Subsequent Intelligent Quotient in Children Born Premature", *The Lancet*, 339: 261-264, 1992.
-   J W Anderson, Bryan M Johnstone and Daniel T Remley, Breast-feeding and cognitive development: a meta-analysis, Am J Clin Nutr October 1999 vol. 70 no. 4 525-535
-   Jones G, Riley M, Dwyer T, "Breastfeeding in Early Life and Bone Mass in Pre-pubertal

Children: a longitudinal study", *Osteoporos Int*, 11: 146-152, 2000.
- Silfverdal SA, Bodin L, Olcen P, "Protective Effect of Breastfeeding: an ecologic study of Haemophilus influenzae meningitis and breastfeeding in a Swedish population", *International Journal of Epidemiology*, 28: 152-156, 1999.
- Kries R von, Koletzko B, Sauerwald T, Mutius E von, Barnert D, Gruneert V, Voss H von, "Breastfeeding and Obesity: cross sectional study", *British Medical Journal*, 319: 1547-150, 1999. Also: Vignerova J, Lhodska L, Blaha P, Roth Z, "Growth of the Czech Child Population 0-18 Years Compared to World Health Organisation Growth Reference", *American Journal of Human Biology*, 9: 459-468, 1997. WHO, "Obesity: preventing and managing the global epidemic", *Report of a WHO Consultation, WHO Technical Report Series 894*, 2000. Armstrong J, Reilly JJ *et al.*, "Breastfeeding and Lowering the Risk of Childhood Obesity", *The Lancet*, 359 (9322), 2002.
- Kennedy KI, Visness CM, "Contraceptive Efficacy of Lactational Amenorrhea", *The Lancet*, 339: 227-230, 1992.
- American Academy of Pediatrics, "Breastfeeding and the Use of Human Milk", *Pediatrics*, 100:1035-9, 1997.
- Collaborative Group on Hormonal Factors in Breast Cancer (2001). Familial breast cancer: collaborative reanalysis of individual data from 52 epidemiological studies including 58,209 women with breast cancer and 101,986 women without the disease. Lancet, 358(9291), pp1389-1399.
- Furberg H *et al.*, "Lactation and Breast Cancer Risk", *International Journal of Epidemiology*, 28: 396-402, 1999. Also: Chang-Claude J, Eby N, Kiechle M, Bastert G, Becher H, "Breastfeeding and Breast Cancer Risk by Age 50 among Women in Germany", *Cancer Causes Control*, 11: 687-695, 2000. United Kingdom National Case-Control Study Group, "Breastfeeding and Risk of Breast Cancer in Young Women", *British Medical Journal*, 307: 17-20, 1993. Collaborative Group on Hormonal Factors in Breast Cancer, "Breast cancer and breastfeeding. Collaborative reanalysis of individual data from 47 epidemiological studies in 30 countries, including 50 302 women with breast cancer and 96 973 women without the disease", *The Lancet*, 360: 187-195, 2002.
- Rosenblatt KA *et al.*, "Lactation and the Risk of Epithelial Ovarian Cancer", *International Journal of Epidemiology*, 22(2): 192-197, 1993.
- Commings RG, Klineberg RJ, "Breastfeeding and Other Reproductive Factors in the Risk of Hip Fracture in Elderly Women", *International Journal of Epidemiology*, 2(4): 684-691, 1993.
- Locklin M, "Telling the world: low income women and their breastfeeding experiences", *JHumLact* 11(4), 285-291, 1995.
- Cohen R, Mrtek MB, Mrtek RG, "Comparison of Maternal Absenteeism and Infant Illness Rates among Breastfeeding and Formula-feeding Women in Two Corporations", *American Journal of Health Promotion,* 10(2): 148-53, 1995.
- Gupta A, Khanna K, "Economic Value of Breastfeeding in India", *National Medical Journal of India*, 12 (3): 123-127, 1999. Also: CONAPLAM (Guatemalan National Commission for the Promotion of Breastfeeding), *Lactancia Materna en Guatemala*, 1999.
- Drane D, "Breastfeeding and Formula Feeding: a preliminary economic analysis", *Breastfeeding Review*, 5:1, 7-17, 1997.
- Marini A *et al.*, "Effects of a Dietary and Environmental Prevention Programme on the Incidence of Allergic Symptoms in High Atopic Risk Infants: three years follow-up", *Acta Paediatrica Supplement*, 414: 1-22, 1996. Also: Ball TM, Wright AL, "Health Care Costs of Formula-feeding in the First Year of Life", *Pediatrics*, 103:4, p. 874, 1995.

- Schack-Nielsen L, Larnkjaer A, Michaelsen KF (2005). Long term effects of breastfeeding on the infant and mother. Adv Exp Med Biol., 569, pp16-23.
- Lerman,Y. et al. "Epidemiology of acute diarrheal diseases in children in a high standard of living settlement in Israel". Pediatr Infect Dis J 1994; 13(2);116-22.
- Cochi, S.L. "Primary Invasive Haemophilus Influenza Type B Disease, A Population Based Assessment of Risk Factors". Journal of Pediatrics 1986.
- Papst, H.F. , Spady, D.W. "Effect of Breast Feeding on Antibody Response to Conjugate Vaccine". Lancet, 1990.
- Van-Coric, M. "Antibody Responses to Parental & Oral Vaccines Where Impaired by Conventional and Low-Protein Formulas as Compared to Breast Feeding". Acta Paediatr Scand 1990; 79: 1137-42.
- Chang, S.J. "Antimicrobial Proteins of Maternal and Cord Sera and Human Milk in Relation to Maternal Nutritional Status". A. M. J. CLIN NUTR, 1990.
- Lucas, A., Cole, T.J., "Breast Milk and Neonatal Necrotizing Enteral Colitis". Lancet 1990; 336:1519-23.
- Alho, O., "Risk Factors for Recurrent Acute Otitis Media and Respiratory Infection in Infancy". Int J Ped Otorhinolaryngology 1990; 19:151-61.
- Teele, D.W., Apidemilogy of Otitis Media During the First Seven Years of Life in Greater Boston: A prospective, Cohort Study". J of INFEC DIS.1989.
- Lopez, I., "Neutralizing Activity Against Herpes Simplex Virus in Human Milk". Breast Feeding REV 1990; 11(2): 56-58.
- de Duran, C.M. "Cytologic Diagnosis of Milk Micro Aspiration". IMM ALLERGY PRACTICE 1991; xiii (10);402-5.
- Woodwar, A. "Acute Respiratory Illness in Adelaide Children: Breast Feeding Modifies the Effect of Passive Smoking". J Epidemiol in Comm Health 1990;44:224-30.
- Palti, H., "Episodes of Illness in Breast Fed & Bottle Fed infants in Jerusalem". ISR J MED SCI, 1984.
- Koutras,A.K., "Fecal Secretory Immunoglobulin A in Breast Milk vs. Formula Feeding in Early Infancy". J Ped Gastro Nutr, 1989.
- Wright, A.L., "Breastfeeding and lower respiratory Tract Illnesses in the First Year of Life." British Medical Journal, 1989.
- Hoffman, H.J., "Risk Factors for SIDS: Results of the National Institute of Child Health and Human Development SIDS Cooperative Epidemiologic Study". Ann NY ACAD Sci, 1988.
- Mitchell, A. "Results from the First Year of The New Zealand Count Death Study". N.Z. Med A, 1991; 104:71-76.
- Van Den Bogaard, C. "Relationship Between Breast Feeding in Early Childhood and Morbidity in a General Population". Fan Med, 1991; 23:510-515.
- Ryder,R., "Evidence from Zaire that Breastfeeding by HIV-1 seropositive Mothers is not a Major Route for Perinatal HIV-1 Transmission but does Decrease Morbidity". AIDS 1991; 5(6):709-14.
- Habicht, J.P., "Does Breast Feeding Really Save Live, or Are Apparent Benefits due to Biases?" Am J Epidemiology, 1986.
- Heacock, H.J., "Influence of Breast vs. Formula Milk in Physiologic Gastroesophageal Reflux in Health Newborn Infants". J. Pediatr Gastroenterol Nutr, 1992 January; 14(1): 41-6.
- Dick, G. "The Etiology of Multiple Sclerosis. " Proc Roy Soc Med 1976;69:611-5.
- Pisacane, A. "Breast-feeding and inguinal hernia" Journal of Pediatrics 1995:Vol 127, No. 1, pp 109-111.

- Merrett, T.G., "Infant Feeding & Allergy: 12 Month Prospective Study of 500 Babies Born into Allergic Families". American Allergies, 1988.
- Chandra R.K., "Influence of Maternal Diet During Lactation and the Use of Formula Feed and Development of Atopic Eczema in the High Risk Infants". Br Med J. 1989.
- Lucas, A., "Breast Milk and Subsequent Intelligence Quotient in Children Born Preterm". Lancet 1992;339:261-62.
- Morrow-Tlucak, M. "Breast Feeding and Cognitive Development During the First 2 years of Life. "Soc Sci Med, 1988.
- Morley,R., "Mothers Choice to provide Breast Milk and Developmental Outcome." Arch Dis Child, 1988.
- Baumgartner, C., "Psychomotor and Social Development of Breast Fed and Bottle Fed babies During their First year of Life". Acta Paediatrica Hungarica, 1984.
- Labbok, M.H. "Does Breast Feeding Protect against Malocclusion? An Analysis of the 1981 Child Health Supplement to the National Health Interview Survey". American Journal of Preventive Medicine, 1987.
- Gulick, E.E. "The Effects of Breastfeeding on the Toddler Health. "Pediatric Nursing, 1986.
- Diabetes Care 1994;17:1381-1389, 1488-1490.
- Davis, M.K. Infant Feeding and Childhood Cancer. "Lancet 1988.
- Koletzko, S., "Role of Infant Feeding Practices in Development of Crohn's Disease in Childhood." Br Med J, 1989.
- Schwartzbaum, J. "An Exploratory Study of Environmental and Medical Factors Potentially Related to Childhood Cancer." Medical & Pediatric Oncology, 1991; 19 (2):115-21.
- "Mother's Milk: An Ounce of Prevention?" Arthritis Today May-June 1994.
- Elias,M.F. "Nursing Practices and Lactation Amenorrhoea." Journal of Biosco Sci, 1968.
- McTieman, A., Evidence of Protective Effect of Lactation on Risk of Breast Cancer in Young Women." American Journal of Epidemiology, 1986.
- Layde, P.M., "The Independent Associations of Parity Age at First full Term Pregnancy, and Duration of Breast Feeding with the Risk of Breast Cancer." Journal of Clinical Epidemiol, 1989.
- Newcomb,P. etal. "Lactation and reduced risk of premenopausal breast cancer." N Engl J Med 1994; 330(2):81-87.
- Freudenheim, J. "Exposure to breast milk in infancy and the risk of breast cancer." Epidemiology 1994 5:324-331.
- Brock, K.E., "Sexual, Reproductive, and Contraceptive Risk Factors for Carcinoma-in-Situ of the Uterine Cervix in Sidney. "Medical Journal of Australia, 1989.
- Schneider, A.P. "Risk Factor for Ovarian Cancer. "New England Journal of Medicine, 1987.
- Petterson B, et al. "Menstruation span- a time limited risk factor for endometrial carcinoma." Acta Obstet Gynecol Scand 1986;65:247-55.
- Virden, S.F., "The Relationship Between Infant Feeding Method and Maternal Role Adjustment." Journal of Nurse Midwives, 1988.
- Davies, H.A., "Insulin Requirements of Diabetic Women who Breast Feed." British Medical Journal, 1989.
- Blaauw, R. et al. "Risk factors for development of osteoporosis in a South African population." SAMJ 1994; 84:328-32.
- Kramer, F., "Breastfeeding reduces maternal lower body fat." J Am Diet Assoc 1993;93(4):429-33.
- Thapa, S., "Breastfeeding, birth spacing and their effects on child survival." Nature 1988;335:679-82.

- Han-Zoric, M., "Antibody responses to parenteral and oral vaccines are impared by conventional and low protwin formulas as compared to breastfeeding." Acta Paediatr Scand 1990; 79:1137-42.
- Acheson, L., "Family Violence and Breast-feeding" Arch Fam Med July 1995; Vol 4,pp 650-652.
- Adams, D. and S. Hewell. Maternal and professional assessment of breastfeeding. J Hum Lact 1997; 13:279-83.
- Alexander, J. M., M. J. Lucas, S. M. Ramin et al. The course of labor with and without epidural analgesia. Am J Obstet Gynecol 1998; 178:516-20.
- Bofill, J. A., R. B. Vineent, E. L. Ross et al. Nulliparous active labor, epidural analgesia, and cesarean delivery for dystocia. Am J Obstet Gynecol 1997; 177:1465-70.
- CNM Data Group, 1996. Midwifery management of pain in labor. J Nurs-Midw 1998; 43:77-82.
- Capik, L. K. Health beliefs of childbearing women: The choice of epidurals for pain management. J Perinat Educ 1998; 7:7-17.
- Cutbush, C. M., J. P. McDonough, K. Clark et al. The effect of intrathecal and epidural narcotic analgesia on the length of labor. CRNA 1998; 9(3):106-12.
- Donnelly, V., M. Fynes, D. Cambell et al. Obstetric events leading to anal sphincter damage. Obstet Gynecol 1998; 92:955-61.
- Douglas, M. J. Walking epidural anagesia in labor. Can J Anaesth 1998; 45:607-11.
- Fogel, S. T., J. M. Shyken, B. C. Leighton et al. Epidural labor analgesia and the incidence of cesarean delivery for dystocia. Anesth Analg 1998; 87:119-23.
- Halpern, S. H., B. L. Leighton, A. Ohlsson et al. Effect of epidural vs parenteral opioid analgesia on the progress of labor. JAMA 1998; 280:2105-10.
- Hueston, W. J., R. R. McClaflin, C. J. Mansfield et al. Factors associated with the use of intrapartum epidural anlagesia. Obstet Gynecol 1994; 84:579-82.
- Humenick, S. S. The impact of epidurals on infant behavior and breastfeeding. J Perinat Educ 1995; 4(4):65-67.
- King, T. Epidural anesthesia in labor. J Nurs-Midw 1997; 42:377-88.
- Lieberman, E., J. M. Lang, F. Frigoletto, Jr. et al. Epidural analgesia, intrapartum fever, and neonatal sepsis evaluation. Pediatrics 1997; 99:415-19.
- McRae-Bergeron, C. E, C. M. Andrews, and P. J. Lupe. The effect of epidural analgesia on the second stage of labor. AANA J 1998; 66:177-82.
- Mann, D. H. and L. L. Albers. Informed consent for epidural analgesia in labor. J Nurs-Midw 1997; 42:389-92.
- Morton, S. C., G. F. Kominsky, and J. P. Kahan. Effect of epidural analgesia for labor on the cesarean delivery rate. Obstet Gynecol 1994; 83:1045-52.
- Newton, E. R. Obstetric influences on the initiation and duration of lactation. Breastfeeding Abstracts 1996; 16:11-12.
- Riordan, J. and M. Koehn. Reliability and validity testing of three breastfeeding assessment tools. JOGNN 1997; 26:181-87.
- Riordan, J., A. Gross, J. Angeron et al. The effect of labor pain relief on neonatal suckling and breastfeeding. J Hum Lact 1999.
- Rojansky, N., V. Tanos, B. Reubinoff et al. Effect of epidural analgesia on duration and outcome of induced labor. Int J Gynaecol Obstet 1998; 56:237-44.
- Thorp, J. A. Epidural analgesia for labor: Effect on the cesarean birth rate. Clin Obstet Gynecol 1998; 41:449-60.
- Hale TW. Medications and mothers' milk: 1999-2000. 8th ed. Amarillo, Tex: Pharmasoft Medical, 1999.

- American Academy of Pediatrics Committee on Drugs. The transfer of drugs and another chemicals into human milk. Pediatrics 1994; 93: 137-150.
- Hale TW. Clinical Therapy in breastfeeding patients. Amarillo, Tex: Pharmasoft Medical, 1999.
- Anderson PO. Drug use during breast-feeding. Clin Pharm 1991; 10: 594-624.
- Ellsworth A. Pharmacotherapy of hypertension while breastfeeding. J Hum Lact 1994; 10: 121-1247-150.
- Briggs GG et al. Drugs in pregnancy and lactation: a reference guide to fetal and risk. 5th ed. Baltimore: Williams & Wilkins, 1998.
- Everett JA. Use of oral antibiotics agents during breastfeeding. J Hum Lact 1997; 13: 319-321.
- Chisholm CA, Kuller JA. A guide to the safety of CNS-active agents during breastfeeding. Drug Safety 1997; 17: 127-142.
- Biddle C. AANA journal course: update for nurse anesthetists -"is it okay to breast feed my baby after anesthesia?" A scientific basis for an informed response. AANA J 1994; 62: 537-543.
- Hale TW. Anesthetic medications in breastfeeding mothers. J Hum Lact 1999; 15: 185-194.
- Breitzka RL et al. Principles of drug trasfer into breast milk and drug disposition in the nursing infant. J Hum Lact 1997; 13: 155-158.
- Wisner KL et al. Antidepressant treatment during breast-feeding. Am J Psychiatry 1996; 153: 1132-1137.
- Morrell MJ. Guidelines for the care of women with epilepsy. Neurology 1998; 51: S21-27.
- Powers NG, Slusser W. Brestfeeding update 2: clinical lactation management. Pediatr Rev 1997; 18: 147-161.
- Lawrence RA, Lawrence RM. Breastfeeding: a guide for the medical profession. 5th ed. St. Louis: Mosby, 1999.
- MILK SECRETION DA: http://mammary.nih.gov/reviews/lactation/Neville001/index.html
- HAYWARD, A. R. (1983). The Immunology of Breast Milk. In Lactation: Physiology, Nutrition and Breast-Feeding, eds. NEVILLE, M. C. & NEIFERT, M. A. pp. 249-272. New York: Plenum Press.
- HO, F. C. S., WONG, R. L. C. & LAWTON, J. W. M. (1979). Human colostral and breast milk cells, a light and electron microscopic study. Acta Paediatrica Scandinavica 68, 389-396.
- LINZELL, J. L. & PEAKER, M. (1971). Mechanism of milk secretion. Physiological Reviews 51, 564-597.
- NEVILLE, M. C., KELLER, R. P., SEACAT, J., CASEY, C. E., ALLEN, J. C. & ARCHER, P. (1984). Studies on human lactation. I. Within-feed and between-breast variation in selected components of human milk. American Journal of Clinical Nutrition 40, 635-646.
- NEVILLE, M. C., HAY, W. W.,JR. & FENNESSEY, P. (1990). Physiological significance of the concentration of human milk glucose. Protoplasma 159, 118-128.
- NEVILLE, M. C., ALLEN, J. C., ARCHER, P., SEACAT, J., CASEY, C., LUTES, V., RASBACH, J. & NEIFERT, M. (1991). Studies in Human Lactation: Milk volume and nutrient composition during weaning and lactogenesis. American Journal of Clinical Nutrition 54, 81-93.
- NEVILLE, M. C. (1995a). Sampling and storage of human milk. In Handbook of Milk Composition, ed. JENSEN, R. G. pp. 63-79. San Diego: Academic Press.
- NEVILLE, M. C. (1995b). Lactogenesis in women: A cascade of events revealed by milk composition. In The Composition of Milks, ed. JENSEN, R. D. pp. 87-98. San Diego: Academic Press.
- PATTON, S., HUSTON, G. E., MONTGOMERY, P. A. & JOSEPHSON, R. V. (1986). Approaches to the study of colostrum--the onset of lactation. In Human Lactation 2:Maternal and

Environmental Factors, eds. HAMOSH, M. & GOLDMAN, A. S. pp. 231-240. N.Y. Plenum.
- IBFAN, "What Scientific Research Says …", *IBFAN Action Pack*, December 1998.
- INFACT Canada, "The Benefits of Breastfeeding", *WBW kit*, 2001.
- UNICEF, "Breastfeeding, the Foundation for a Healthy Future", New York, August 1999.
- WABA, "Women, Work and Breastfeeding: everyone benefits", WBW 1993.
- UNICEF, *Facts for Life*, 3rd edition, 2002.
- WHO curve di crescita: http://www.who.int/childgrowth/standards/en/